Mein Herzenswunsch – ein Baby

Zora Gienger

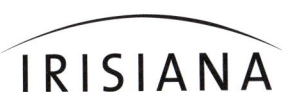

IRISIANA

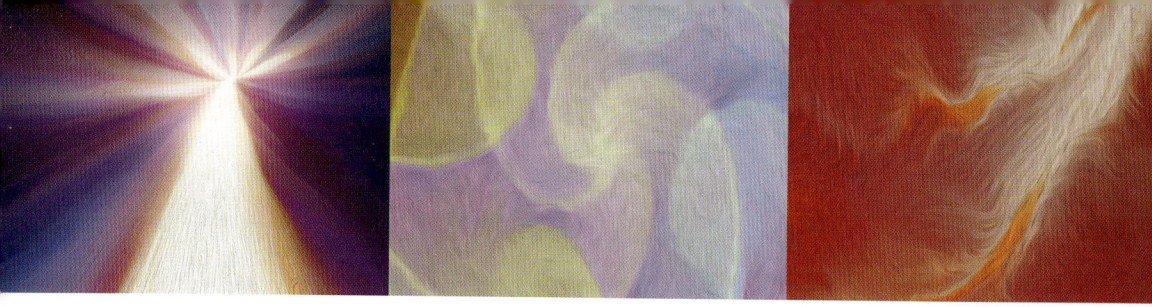

Inhalt

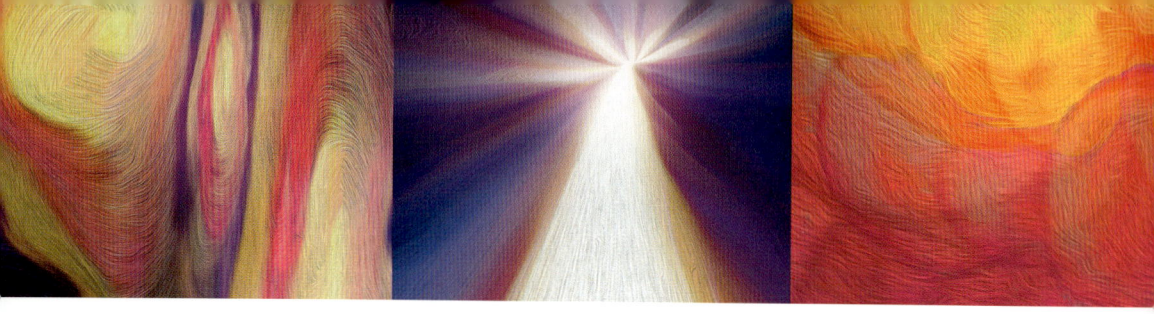

Inhalt

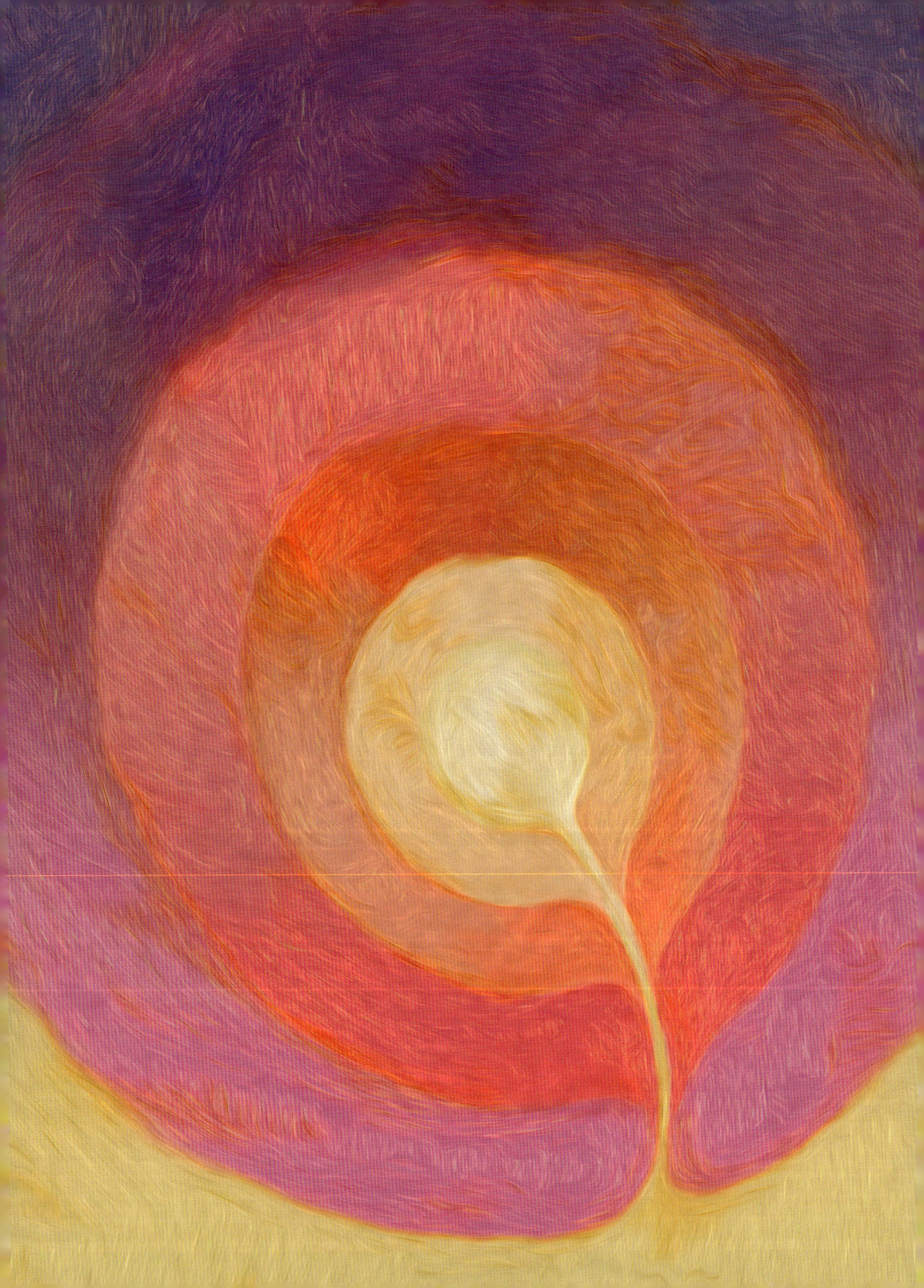

Vorwort

Liebe Leserin, lieber Leser, von Herzen grüße ich Sie und freue mich, Sie ein Stück auf Ihrem Weg zum Wunschkind begleiten zu können. Ich weiß, dass der Herzenswunsch, endlich ein Baby im Arm halten zu können, unendlich groß sein kann. Wenn sich dann diese Sehnsucht auf normalem Wege nicht erfüllt, dann ist der Schmerz darüber unermesslich. Niemand kann wirklich verstehen, was in Ihnen in diesen vielen Momenten der Unerfülltheit vor sich geht, außer Menschen, die dasselbe mitmachen oder Sie auf Ihrem Weg begleiten.

Die gute Nachricht ist, dass es tatsächlich Wege zum Wunschkind gibt und dass also immer auch die Hoffnung besteht, dass sich die Sehnsucht nach einem Baby erfüllt. Auch wenn die Wege zum Wunschkind sehr unterschiedlich sein können, so sind sie stets gangbar – es wird sich immer ein Weg finden, der in Ihre persönliche Lebenssituation passt, wenn Sie bereit sind, diesen Weg zu beschreiten. Dazu bedarf es manchmal sehr viel Mut, Ausdauer und noch viel mehr Hoffnung, ganz abgesehen von medizinischen Maßnahmen, einer manchmal kostspieligen Kinderwunschbehandlung, und es braucht eine gewisse Portion an Geslassenheit, weil immer wieder auch mit Rückschlägen und Niederlagen zu rechnen ist.

Seit vielen Jahren begleite ich zusammen mit meinem Mann, der niedergelassener Frauenarzt mit dem Schwerpunkt Kinderwunsch ist, Paare auf dem Weg zum Wunschkind und bin eigentlich an diese Lebensaufgabe wie „die Jungfrau zum Kind" gekommen. Ich bin selbst Mutter von erwachsenen Kindern, habe aber nach meiner dritten Schwangerschaft erleben müssen, dass mein Körper nicht mehr in der

Lage sein würde, ein weiteres Kind auszutragen. Wer schon Kinder hat, für den ist diese Tatsache nicht ganz so schlimm, als wenn eine primäre Sterilität vorliegt. Dennoch war auch für mich die Endgültigkeit der Tatsache, dass meine Gebärmutter ihren Dienst für immer verweigern würde, schwer zu verkraften. Ich musste mich mit dieser Diagnose konstruktiv auseinandersetzen und meine Traurigkeit darüber verarbeiten. Durch meine eigenen Erfahrungen begann ich, Menschen in ihrer Sehnsucht nach einem Kind tief zu verstehen. Der Grundstein für meinen heutigen Arbeitsschwerpunkt war gelegt: ich fing an, Kinderwunschpaare auf ihrem Weg zum Wunschkind zu begleiten.

Den ersten Kontakt stellte und stellt meist mein Mann her, weil sich die Paare direkt an ihn wenden, wenn es mit dem Kinderbekommen nicht klappt. Er schickt die Kinderwunschpaare dann einfach zu mir weiter, wenn er merkt, dass ein Paar mehr als nur den ärztlichen Rat benötigt.

Es war und ist immer ganz viel Sehnsucht spürbar bei allen Kinderwunschpaaren, die ich begleitet habe und immer noch begleite.

Diese tiefe Sehnsucht liegt in der Luft, erdrückt den Alltag, legt sich auf das Gemüt und viele Frauen, die ich kennengelernt habe, wurden mitunter schwer und bitter und sie suchten verzweifelt nach einem Weg, um Erfüllung zu finden. Die Hilfen der modernen Reproduktionsmedizin wurden von den Paaren zwar in Anspruch genommen, aber die persönliche Betreuung, ein Gesprächspartner für die emotionale Seite fehlte oft – niemand war einfach nur da für die betroffenen Paare, hat zugehört, hat den Schmerz und das Leid aufgefangen und Impulse gesetzt, damit sie wieder Kraft tanken können und auf dem Weg zum Wunschkind nicht verzweifelten, sondern mutig weiter voranschreiten konnten. Vor allem hat niemand wirklich verstanden, was es heißt, diese tiefe Sehnsucht in sich zu spüren und sie unerfüllt zu wissen.

Verstehen, einfühlen, begleiten – diese Aufgaben habe ich gerne übernommen. Nicht nur weil ich selbst keine weiteren Kinder mehr bekommen kann und weil ich Ausbildungen absolviert und Erfahrung in Entspannungstechniken, Yoga, Handauflegen und Heilmassage gesammelt habe, sondern auch, weil es mir ein Herzenswunsch war und ist, den betroffenen Paaren mit Rat und persönlichem Engagement zur Seite zu stehen.

Meistens sind es Frauen, die zu mir kommen. Sie sind es, die oftmals stärker als ihre Partner eine Sinnkrise im Leben verspüren, wenn es mit dem Schwangerwerden nicht klappen will. Dann bricht nicht nur das bisherige Leben zusammen, sondern auch alle Vorstellungen und Träume von einer Zukunft als Familie. Diese Tatsache kann so zermürbend sein, dass selbst parallel verlaufende Sterilitätsbehandlungen davon massiv überschattet sind. Und mehr noch: das ganze Leben macht keinen Sinn mehr für sie. Ihnen fehlt die Kraft für Visionen und Ideen, aber auch dafür medizinische Maßnahmen durchstehen und erst recht den Alltag zufriedenstellend bewerkstelligen zu können. Da braucht es einfach Hilfe, um durch das dunkle Tal des Lebens schreiten zu können und wieder Hoffnung zu schöpfen, um den nächsten Schritt im Leben überhaupt sehen zu können und dann auch anzutreten.

So bin ich nun schon viele Jahre als „Kinderwunschflüsterin" tätig, begleite in Gesprächen, aber auch mit erholsamen Heilbehandlungen die betroffenen Frauen. Auf diese Weise bin ich stets zur Seite, wenn ich gebraucht werde und wenn sich das Leben als eine einzige Krise zeigt, aus der es scheinbar keinen Ausweg gibt.

Es gehört zu meiner Lebensaufgabe, für Menschen da zu sein, sie mit meinen Heilbehandlungen zu begleiten und in ihnen die eigenen Kräfte wiederzuwecken. Ich liebe diesen außergewöhnlichen Beruf und habe schon viele Babys auf die Welt kommen sehen, die es ohne Durchhaltevermögen, Mut, Hoffnung, Vertrauen, medizinische Hilfe und vor allem ganz viel „Wunder" nicht geben würde.

Über dieses Buch erreiche ich auch Sie! Beim Lesen werde ich ganz bei Ihnen sein. Sie werden sich sicher, aufgehoben und verstanden fühlen. Und Sie werden die Kraft in sich spüren, auf Ihrem Weg zu bleiben und trotz aller Herausforderungen im Leben auch wieder Freude zu empfinden.

Ich bin ganz bei Ihnen, von ganzem Herzen und mit ganz viel Liebe!
Ihre Zora Gienger

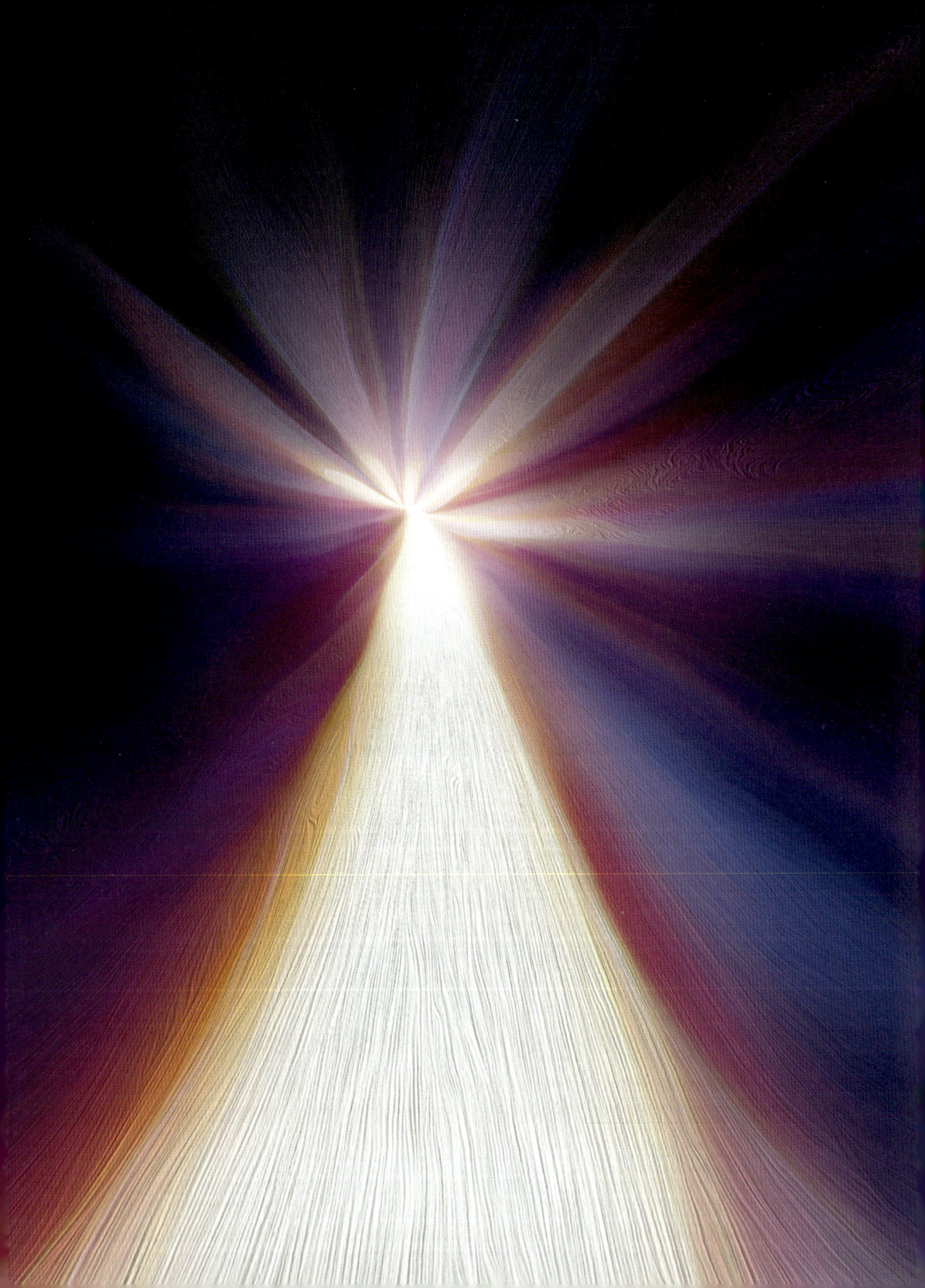

Einführung –
Mein Leben als
Kinderwunsch-
begleiterin

Wunschbabys
als Lebensaufgabe

An meine allererste Patientin mit Kinderwunsch erinnere ich mich noch gut. Sie war Mitte 30, beruflich überaus eingespannt und sehr enttäuscht, dass es mit dem ersehnten Wunschkind nicht klappen wollte. Die medizinische Untersuchung ergab, dass das Sperma ihres Partners nicht ganz optimal war, um eine Schwangerschaft zu garantieren. Dennoch sah es gar nicht so schlecht aus, und eine künstliche Befruchtung war vielversprechend, zumal bei ihr alles in Ordnung war. Allerdings waren schon mehrere Versuche gescheitert. Ihre Nerven lagen blank, Ungeduld und Wut waren ihre täglichen Begleiter. Es geschah das, was oft passiert, wenn die Ursache der Unfruchtbarkeit hauptsächlich am Partner liegt: Die Frau richtete ihre Aggressionen zunächst gegen den eigenen Partner, der dann oft als Versager betrachtet wird, auch wenn sie ihn liebt und das gemeinsame Schicksal akzeptiert. Die zweite Aggressionswelle richtet sich dann meist gegen sich selbst. Schuldgefühle dem Partner gegenüber, der als Verursacher der Kinderlosigkeit angesehen wird, und das Versagen des eigenen Körpers wegen

Es gibt keine Garantie, schwanger zu werden. Doch eine Heilbehandlung kann Momente tiefer Ruhe und Entspannung schenken und natürliche Kräfte freisetzen.

der fehlgeschlagenen künstlichen Befruchtungen lassen oft nur noch negative Gefühle entstehen. So war es auch bei dieser Frau. Eine dritte Aggressionswelle, von der ich anfangs nichts wusste und die sie mir erst beim dritten Besuch offenbarte, zeigte ihre innere Zerrissenheit. Denn äußerlich war die Frau sehr erfolgreich und hatte ihr Leben sehr gut organisiert und im Griff.

Ein Baby ist ein kleines Wunder und jeder Mensch ist Ausdruck dieses Wunders.

Im Gespräch erörterten wir die Themen Schuld und Lenkbarkeit des Schicksals. Eine besondere Erfahrung für fast alle Kinderwunschpaare ist es, sich damit auseinanderzusetzen, dass niemand wirklich Schuld hat und dass sich ein Kind nicht „herbeiorganisieren" lässt, weder mit medizinischen Maßnahmen noch mit alternativen Behandlungen, Therapien, Gesprächen, Gebeten, spirituellen Denkweisen, positivem Denken und Verhalten oder irgendeiner anderen Maßnahme. All diese Möglichkeiten, die dem Menschen zur Verfügung stehen und den Weg zur Schwangerschaft ebnen, sind eben nur Möglichkeiten. Es gibt weder eine Garantie dafür, schwanger zu werden, noch dafür, dass die Schwangerschaft intakt bleibt und schließlich ein gesundes Kind zur Welt kommt. Diesem „Geheimnis der Schöpfung", wie ich es gerne nenne, wohnt eine eigene Bestimmung inne und es liegt nicht in der Hand des Menschen, darauf endgültig Einfluss zu nehmen.

Während der Heilbehandlungen hat sich meine Patientin entspannen und sich dem Prozess des Daseins einfach nur hingeben können. Diese Momente führten zu einer tiefen Ruhe und Besinnung, und alles Leid fiel von ihr ab, wurde bedeutungslos und setzte somit wieder natürliche Kräfte frei, das Leben zu meistern, ohne es erzwingen zu müssen.

Bei ihrem dritten Besuch bei mir hatte meine Patientin dann so viel Vertrauen zu mir gefasst, dass sie endlich den tiefen Groll in sich bewusst wahrnehmen konnte, der sich über viele Jahre in ihr festgesetzt hatte. Ein tief liegendes familiäres Problem, das die eigenen Eltern betraf, tauchte aus dem Unterbewusstsein auf, das ihr nach wie vor Aggressionen und Wut bereitete. Indem sie darüber sprach, dabei weinte und den tiefen Groll ans Tageslicht holte und ihn so schließlich verarbeiten konnte, konnte endlich Heilung geschehen. Ich zeigte ihr, wie sie über die nächsten Tage und Wochen sich selbst und ihrer Familie vergeben konnte und der tiefe Groll endlich aus ihrer Seele und auch ihrem Körper verschwinden durfte. Als dieser Prozess beendet war, war der nächste Versuch mithilfe der Reproduktionsmedizin erfolgreich. Die künstliche Befruchtung gelang problemlos, die Schwangerschaft verlief glatt und reibungslos. Mir war es, als ob dieser innere Prozess des Loslassens erst die Türe geöffnet hatte für den nächsten Schritt im Leben, nämlich den Schritt, Mutter zu werden. Den eigenen Eltern zu vergeben hieß in ihrem Fall, sich derselben Aufgabe zu öffnen und ebenfalls Elternteil zu werden, auch auf die Gefahr hin, eventuell dieselben Fehler wie ihre Eltern bei den eigenen Kindern zu begehen. Sich mit diesem immerwährenden Kreislauf zwischen Eltern und Kindern auszusöhnen, ermöglichte erst der Seele, bereit zu sein für eine Schwangerschaft.

Solche oder so ähnliche Prozesse habe ich im Laufe der Jahre öfter miterleben können, und so wurde ich schließlich zu einer Kinderwunschflüsterin, einer, der es gelang, die inneren Prozesse der Seele mit den körperlichen Funktionen und den Denkgewohnheiten, Verhaltens- und Gefühlsmustern wieder in Einklang zu bringen.

Als Kinderwunschflüsterin trage ich dazu bei, Körper, Geist und Seele zu harmonisieren. Diese Harmonisierung findet bei jedem Menschen ganz von selbst statt. Mithilfe der Gespräche und Heilbehandlungen gebe ich lediglich den Impuls zur Selbstheilung. Und erst dann kann sich die Bestimmung der Seele entfalten, wie auch immer diese aussehen mag.

Für mich ist jedes Baby, das auf diese Welt kommt, ein kleines Wunder. Jeder Mensch, der hier ist, ist Ausdruck dieses Wunders. Also gibt es ausschließlich Wunder auf dieser Welt, und alles ist wunderbar, lichtvoll, leuchtend und von einem eigenen harmonischen Klang durchdrungen. Heilig ist für mich der ganze Akt des „Kindermachens", ob er im Inneren einer Frau auf natürliche Weise geschieht oder ob die moderne Medizin mithelfen muss. Ich sehe da keinen wesentlichen Unterschied, weil es stets immer um etwas ganz außerordentlich Großartiges geht, um einen neuen Menschen, ein Wunschkind, das von ganzem Herzen herbeigesehnt wird.

Wer so eng am Empfangen und Geborenwerden tätig ist wie ich, der kann die Welt nur wie ein liebendes, heiliges Wunder betrachten, Teil einer Schöpfung, die ich „Schwingung der Liebe und Wunder" nenne. Innerhalb dieser Sichtweise gibt es viel Raum zur Entfaltung der Seele, viel Raum, um zu sich selbst zu finden und sich darüber klar zu werden, warum es so erfüllend ist, ein Kind zu bekommen.

Niemand wünscht sich ein Kind nur deshalb, weil „es sich so gehört", „der Partner/die Eltern es sich so wünschen", „die Nachbarn auch gerade Kinder haben", „gerade der richtige Zeitpunkt ist", „es einfach zum Leben dazugehört" oder „damit mein Leben wieder Sinn macht" oder gar „damit ich endlich eine Möglichkeit habe, aus einem ungeliebten Beruf auszuscheiden". Und doch spielen auch solche banalen Gründe beim Herzenswunsch nach einem Baby eine Rolle.

Jeder von uns weiß, dass ein Kind weder eine Ehe retten noch dem eigenen Leben einen Sinn verleihen oder uns die Entscheidung abnehmen kann, dem Leben eine neue Richtung zu verleihen, zum Beispiel zu kündigen oder sich gar vom Partner zu trennen. Wenn sich in diesen so ehrlichen Momenten sich selbst gegenüber die wahre Intention zeigt, warum es diesen Herzenswunsch nach einem Baby gibt, ist der Weg frei, dieses Kind ins eigene Leben einzuladen. Ansonsten ist es an der Zeit, sich den Herausforderungen zu stellen und das Leben wieder auf einen Kurs zu bringen, der Freude bereitet. Dann kann aus jeder Krise eine Chance werden und ein Stück Seligkeit im Hier und Jetzt einziehen.

Meine Aufgabe dabei ist es, der Lebensfreude und Selbstliebe wieder ins Leben zu helfen. Denn dann ist jeder Weg im Leben ein Weg, der Momente der Wunder, der Erfüllung und Liebe bereithält und wieder überwiegend Freude bereitet.

Vom Beruf der Kinderwunschbegleiterin

Wer Menschen auf dem Weg zum Wunschkind begleitet, benötigt mehr als psychologisches Geschick, Methoden zur Heilbehandlung, Entspannung und Selbstfindung. Eine Kinderwunschbegleiterin ist mehr als ein Coach, der durch diese überaus anstrengende Zeit des unerfüllten Kinderwunsches führt und begleitet.

Ich bin oft die einzige Person, an die sich die Paare wenden können, um ihre Seele zu erleichtern. Niemandem sonst können sie sich anvertrauen. Niemand sonst hat Zeit für sie, hört ihnen zu, verurteilt sie nicht oder gibt maßregelnde Ratschläge, die von eigenen Überzeugungen geprägt sind. Meine Aufgabe ist es nicht, Menschen von irgendetwas zu überzeugen, sie für eine bestimmte Sache zu gewinnen, sie zu überreden oder zu beeinflussen. Ich bin einfach nur da, um den Betroffenen liebevoll zur Seite zu stehen und sie wissen zu lassen, dass sie nicht alleine sind und dass da jemand ist, der sie mit ganz viel Herzenskraft und Liebe auf dem Weg zum Wunschkind begleitet.

Schnell habe ich gemerkt, dass das Thema Kinderwunsch keinem Erklärungsmodell der Welt gerecht wird. Weder biologische noch medizinische, politische, religiöse, philosophische, psychologische, spirituelle oder andere Erklärungsmodelle können die Sehnsucht nach einem Kind wirklich begreiflich machen und das Wunder des menschlichen Daseins umfassend verständlich erklären. Vor allem kann niemals wirklich begreiflich gemacht werden, warum ein Kind eben auch nicht kommen will.

Ein Kind lässt sich zwar ins Leben einladen, aber es hat eine eigene Bestimmung und unterliegt nicht dem Willen und der Kontrolle der Eltern.

Vielen Frauen, die zu mir kommen, wird im Laufe der Kinderwunschbegleitung erst bewusst, dass das Thema Kinderwunsch nicht wirklich bestimmt und kontrolliert werden kann. Es bedarf der Hingabe ans Leben selbst, um sich bewusst zu werden, dass ein Kind immer auch ein Geschenk ist – ob ein Geschenk des Himmels, der Natur, des Schöpfers, der Liebe, von Gott oder des Seins, sei dahingestellt.

Das ersehnte Kind lässt sich zwar ins Leben einladen, aber es hat eine eigene Bestimmung und unterliegt nicht dem Willen und der Kontrolle der Eltern. Diese Tatsache löst bei vielen Kinderwunschpaaren erst recht eine Krise aus, denn sie erkennen, dass sie zum ersten Mal im Leben allein mit Willenskraft, Tatkraft, Engagement, positivem Denken und Handeln, optimaler medizinischer Behandlung und anderer Maßnahmen nicht weiterkommen.

Wie oft höre ich den Satz: „Bisher habe ich alles erreicht, was ich wollte, wenn ich es nur wirklich wollte und alles dafür getan habe, aber jetzt stoße ich an eine Grenze, die mir völlig neu ist."

Dies belegt zum Beispiel die Geschichte von Frau B.

Fallbeispiel: Frau B. war eine sehr starke Persönlichkeit und stand fest mit beiden Beinen auf der Erde und im realen Leben. Sie hatte aus eigener Kraft sehr viel erreicht, hatte ihr Leben komplett im Griff, war gut situiert und hatte erfolgreich Karriere gemacht. Sie wirkte sehr tough, war sehr gut über alle medizinischen Behandlungsmethoden informiert und wusste genau, was sie wollte. Sie akzeptierte die Tatsache, dass es mit dem Wunschkind nicht von alleine klappen würde, und wandte sich an ein Reproduktionsinstitut mit dem besten Ruf. Wenn es von alleine nicht ging, dann sollte das Baby eben künstlich gemacht werden, und zwar möglichst mit Erfolgsgarantie, schließlich holte sie sich die besten Mediziner mit ins Boot. Sie plante ihren Kinderwunsch strategisch wie ein berufliches Großprojekt.

Gleichzeitig achtete sie auf ihren Körper, lebte gesund, ging zur Akupunktur und unterstützte mit Schüssler-Salzen und homöopathischen Mitteln den weiblichen Zyklus. Peinlich genau achtete sie darauf, dass das Sperma ihres Mannes ebenso optimale Bedingungen erhielt. Ihr Mann wurde auf eine vitaminreiche Kost gesetzt und er musste dafür sorgen, dass seine Hoden nicht überhitzt wurden.

Das Paar investierte ein Vermögen und nahm die modernsten medizinischen Methoden in Anspruch, um optimale Bedingungen für die künstliche Befruchtung zu schaffen. Dennoch scheiterten mehrere Versuche. Frau B. suchte die Schuld für das Scheitern beim Reprodukti-

onsinstitut und klagte darüber, dass dort wohl nicht alles korrekt ablaufen würde. Die Misserfolge wurden der Medizin und den Mitarbeitern angelastet. Als sie zu mir kam, war sie voller Wut und konnte nicht akzeptieren, dass sich das Wunschkind nicht einfach mit Kompetenz, Perfektion und Tatkraft herbeizitieren ließ. Zum ersten Mal in ihrem Leben erlebte sie eine Situation, die nicht kontrollierbar war. Dies brachte sie an die Grenzen ihres bisherigen Lebens.

Es brauchte eine Weile, bis sie sich damit auseinandergesetzt hatte und ihren Kontrollwahn loslassen konnte. Ich begleitete sie auf diesem für sie sehr steinigen Weg mit Rückhalt und vielen Gesprächen. Ganz langsam und allmählich entspannte sie sich körperlich, seelisch und geistig und war irgendwann bereit, sich ihrem Weg zum Wunschkind einfach nur hinzugeben, ganz ohne Erwartungsdruck, ohne Leistungsdruck und zwanghaftem Aktionismus. Sie war bereit anzuerkennen, dass im Leben nicht alles bestimmbar, kontrollierbar und machbar ist, sondern dass es ein höheres Geheimnis hinter dem Leben gibt. Für dieses Geheimnis bedarf es eine Art Vertrauen, um die natürlichen Rhythmen, Veränderungen und Unabwägbarkeiten des Lebens anzunehmen.

Ihre persönliche Erkenntnis war: Nicht alles ist machbar. Nicht alles kann mit einem starken Willen und genügend Einsatzbereitschaft erschaffen werden. Dies zu erkennen, ist ungemein frustrierend, birgt aber auch die Chance in sich, sich dem eigenen Weg anzuvertrauen, loszulassen und den Dingen ihren Lauf zu lassen, damit sie geschehen können, ganz nach ihrer eigenen Bestimmung.

Es gehört zu meiner Aufgabe, diesen Frust bewusst zu machen und die Aufmerksamkeit hinzulenken auf das Wunder des Lebens. Und auf etwas Höheres, dieses unerklärbare, heilige Wunder des Lebens, das nicht allein mit dem Verstand zu begreifen ist. Eher schon mit Herz und Seele. Dieser spirituelle Aspekt meiner Arbeit ist das eigentliche Kernstück der Kinderwunschbegleitung, und das kann ich nur mit einem offenen, liebenden Herzen zum Ausdruck bringen.

Meine Intention ist deshalb die Liebe. Es ist die Liebe zu den

Menschen, die Liebe zum Dasein, die Liebe zu dieser unbegreiflichen und wunderschönen Bestimmung des Menschen, Kinder zu zeugen und zu empfangen, und die Liebe zu der schöpferischen, kreativen Kraft eines jeden Menschen, seinem Leben Gestalt zu geben. Ohne die Liebe und die tiefe Gewissheit, dass es eine höhere Bestimmung im Leben eines jeden gibt und dass der Mensch weit mehr ist als ein funktionierender Körper, sondern Teil einer höheren schöpferischen göttlichen Intelligenz, wäre meine Arbeit gar nicht denkbar.

Ohne die Liebe und die tiefe Gewissheit, dass es eine höhere Bestimmung im Leben eines jeden gibt und dass der Mensch weit mehr ist als ein funktionierender Körper, sondern Teil einer höheren schöpferischen göttlichen Intelligenz, wäre meine Arbeit – und wohl das Leben selbst – gar nicht denkbar.

Wer sich zur Kinderwunschbegleiterin berufen fühlt, benötigt einen offenen Geist, eine Seele voller Liebe und Mitgefühl und die Kraft, liebevoll mit dem ganzen Sein ins Bewusstsein der Kinderwunschpaare strahlen zu können, um den Funken Lebensfreude wieder zu entzünden.

Niemals darf die Intention, helfen zu wollen, im Vordergrund stehen. Denn zu helfen gibt es nichts, weil die Bestimmungen der betroffenen Menschen – des potenziellen Vaters, der potenziellen Mutter und des potenziellen Kindes – sich entfalten werden, so oder so. Kinderwunschbegleiter sind Begleiter, die ihren Schützlingen stets zur Seite stehen und Freude ebenfalls wie Leid und Trauer aushalten müssen.

Es gibt keine Erfolgsgarantie für ein Kind.

Aber es gibt unterschiedliche Wege zum Wunschkind, die gangbar und von der eigenen Überzeugung abhängig sind, also von dem inneren Prozess, den ein Paar durchläuft, wenn es sich ein Kind wünscht.

Die Fragen hierbei lauten: Wie weit wollen wir gehen für ein Kind? Welchen Preis und welche Maßnahmen wollen wir auf uns nehmen, um zu einem Kind zu kommen? Wo sind unsere Grenzen, und zwar unsere moralischen, ethischen, biologischen, finanziellen und überhaupt vorstellbaren Grenzen?

Auch diese Fragen gilt es mit sehr viel Einfühlungsvermögen zu ergründen, immer wieder aufs Neue.

Manche Paare gehen einen sehr langen, zeitintensiven, finanziell aufwendigen und nervlich beschwerlichen Weg, bis sie schließlich zu ihrem Wunschkind kommen. Andere setzen sich eine Grenze und lassen dann vom Kinderwunsch ab, wenn sich ihr Kinderwunsch innerhalb dieses Rahmens nicht erfüllt.

Es gibt nichts, was es nicht gibt. Und es gibt hierbei nichts zu beurteilen, zu hinterfragen, zu kritisieren und mit der eigenen Weltanschauung oder religiösen Einstellung in eine bestimmte Richtung zu drängen.

Kinderwunschbegleiter sind Freigeister. Sie sind absolut frei im Denken und respektieren jegliche Entscheidung eines Kinderwunschpaares. Ihre Begleitung führt immer auf den Weg, den sich das Kinderwunschpaar gewählt hat, ohne Wenn und Aber. Auch heikle und emotional aufwühlende Entscheidungen wie Samenspende, Eizellspende oder Leihmutterschaft dürfen nicht verurteilt werden. Dies stellt an die Kinderwunschbegleiterin eine hohe Bereitschaft, sich voll und ganz in die Denkweise und die Wünsche des Kinderwunschpaares einzufühlen, eigene Überzeugungen und Werte zurückzunehmen und nicht missionarisch tätig werden zu wollen. Motivation muss sein, um Mut zu machen, aber stets neutral oder den Wünschen des Kinderwunschpaares entsprechend. Niemals darf irgendeine Art der Einmischung entstehen.

Es gib keinen „einzig wahren Weg" zum Wunschkind. Jeder Weg ist individuell.

Tabu ist ebenfalls, sich negativ über Diagnostik und Behandlungsmethoden der Reproduktionsmedizin auszulassen. Auch alternative Behandlungsmethoden und ergänzende Therapien dürfen nicht dogmatisiert werden. Den „einzig wahren Weg" zum Wunschkind gibt es nicht. Es gibt ausschließlich viele individuelle Wege, die den Hoffnungen und Wünschen der Kinderwunschpaare entsprechen.

Was auch immer ein Kinderwunschpaar erzählt, erwähnt, fühlt, denkt und tut, ist in Ordnung. Ich kommentiere weder medizinische Maßnahmen noch ungewöhnliche Vorstellungen und Wünsche. Absolutes Verständnis zu zeigen ist die Voraussetzung für heilende Seelenprozesse, die schließlich zur Entfaltung der eigenen Bestimmung im Leben führen können.

Kinderwunschbegleiter sollten auch mit Demut die Rhythmen des Lebens anerkennen. Dazu gehört das „Werden", aber auch das „Vergehen". Schicksalshafte Wege kreuzen meine Tätigkeit genauso wie Freude und Leid. Fehlgeburten, gescheiterte Versuche, Eileiterschwangerschaften, Behinderungen, besondere Krankheiten oder gar der Tod eines Kindes gehören mit zu meinem Weg. Auch die Trauerbegleitung ist deshalb ein wichtiger Bestandteil meiner Arbeit und bedarf eines mitfühlenden Herzens und sehr viel innerer Stärke, um gerade dann dem Kinderwunschpaar ein Fels in der Brandung zu sein.

Da sein, an die Hand nehmen, Mut machen

Nichts freut mich mehr, als wenn sich ein Kinderwunsch dann endlich erfüllt, manchmal doch noch auf natürlichem Wege, manchmal mithilfe der Reproduktionsmedizin und manchmal dank eigenwilliger, mutiger Entscheidungen und der Bereitschaft, auch ganz besondere, nicht herkömmliche – manchmal sogar illegale – Wege zu beschreiten.

Ich bin eine Kinderwunschflüsterin, aber kein Mensch ist in der Lage, ein Baby ins Leben „zu flüstern" oder zu rufen. Auch ich nicht. Manchmal ist es mir gegeben, mehr wahrzunehmen oder mehr als rein körperliche Aspekte zu spüren. Diese Art „Hellfühlen", „Hellwissen" oder „Hellsehen" ist ebenso ein Geschenk meiner Berufung wie die Fähigkeit, Menschen in eine tiefe, erlösende und heilende Entspannung zu führen. Die Ehrfurcht vor der göttlichen Schöpfung steht bei mir immer an erster Stelle, und so behalte ich Stillschweigen, was auch immer ich wahrnehmen mag. Denn nur wenn sich das Sein so entfalten kann, wie es seiner göttlichen Vorhersehung entspricht, wird sich alles finden, wie es soll. Meine Aufgabe besteht dann darin, den Menschen die Hand zu reichen und sie durch diese dunklen Phasen ihres Lebens und ihre schweren Identitäts- und Sinnkrisen sowie manchmal auch Ehekrisen zu begleiten.

Bei mir darf man sich ausjammern und ausweinen. Man kann sich alles von der Seele reden, tiefste Ängste äußern, Schuldgefühle offenbaren, Aggressionen loswerden, den Selbsthass zur Sprache bringen und

Gott und die Welt anklagen. Ich werde dann sanft und behutsam Wege aufzeigen, wie es gelingen kann, wieder die eigene Kraft zu entdecken, wieder freudige Momente im Alltag zu erleben und langsam wieder anzuknüpfen an eine Lebensfreude, die jenseits des Kinderwunsches zu finden ist und mit der eigenen Existenz zu tun hat.

Mein Lebensmotto lautet: „Ja, es ist schön, dass es dich gibt, liebe, kostbare Frau mit Kinderwunsch. Ja, es ist schön, dass es dich gibt, lieber, kostbarer Mann mit Kinderwunsch. Ja, es ist schön, dass ihr es zusammen wagen wollt, euch auf den Weg zu eurem Wunschkind zu machen, liebes Kinderwunschpaar. Ich bin da für euch. Ich bin eure Kinderwunschbegleiterin. Ich mache euch Mut und führe euch durch die manchmal sehr anstrengende und kraftraubende Zeit mit ganz viel Liebe und Herzblut."

Jedes Kinderwunschpaar ist anders

Im Laufe der Jahre habe ich sehr viele Kinderwunschpaare kennengelernt. Da gab es Paare, die der unerfüllte Kinderwunsch nur noch mehr zusammengeschweißt hat und die an dieser gemeinsamen Aufgabe seelisch gewachsen sind. Es gab aber auch Paare, die daran zerbrochen sind und deren Partnerschaft gescheitert ist.

Oftmals übernehmen die Frauen den emotionalen Teil beim Kinderwunsch. Sie grübeln viel, machen sich Sorgen, schwimmen im Bad der wechselnden Gefühle, können sich selbst nicht mehr leiden, entwickeln Schuldgefühle und manchmal irrationale Ängste. Manche sind so gestresst, dass sie überhaupt nicht mehr zur Ruhe kommen.

Die betroffenen Männer übernehmen dabei öfter die Rolle des Verdrängers. Ganz klassisch decken sie sich mit Arbeit ein und wollen ihren Frauen eine Stütze sein. Sie beschwichtigen, ignorieren, lenken ab oder ziehen sich zurück. Meistens wollen sie Stärke demonstrieren und versuchen Ängste und Unsicherheiten zu überdecken.

Aber es gibt auch ganz andere Paare. Dort geben sich die Frauen nach außen tough und rational, legen sich logische Erklärungen zurecht und packen den Kinderwunsch an, als ginge es darum, einen Feldzug zu planen, während sich ihre Männer weich, sensibel und manchmal überfordert oder überrumpelt zeigen. Die meisten dieser Männer haben dann auch extreme Schwierigkeiten, nach Terminplan Sex zu haben oder beim Arzt eine Samenprobe abzuliefern.

Nicht selten ist das Thema Sexualität mit Scham und Schuld verbunden, zumal es jetzt öffentlich dargelegt werden muss. Die Kinderlosigkeit ist eine Zurschaustellung intimster Geheimnisse und Wünsche eines jeden Paares. Besonderes Fingerspitzengefühl und sehr viel Einfühlungsvermögen sind nötig, um jedem Paar gerecht zu werden.

Manche Paare benötigen eine konsequente Führung und Anleitung. Sie benötigen sinnvolle, praktikable Vorschläge medizinischer wie auch emotionaler Natur. Andere Paare wissen selbst, was sie wollen, greifen aber gerne nach der führenden Hand, wenn es um Rückschläge und Ängste geht. Sie benötigen einfach die Sicherheit, dass da jemand ist, an den man sich wenden kann, wenn man selbst nicht mehr klarkommt. Auch das ist völlig in Ordnung. Und dann gibt es auch immer wieder Paare, die nicht so wirklich wissen, was sie eigentlich wollen. Sie erzählen von ihrem unerfüllten Kinderwunsch, sind sich aber nicht sicher, ob sie sich tatsächlich Kinder wünschen oder ob es nur eine Option in ihrem Leben ist, die aber keine Priorität hat und denen andere Wünsche und Sehnsüchte wichtiger sind. Dann gilt es herauszufinden, was sich das Paar wirklich wünscht.

Ich hatte schon Frauen in meiner Kinderwunschbetreuung, die sich eigentlich ganz gut ein Leben ohne Kind vorstellen konnten. Aber ihre Partner hatten eine tiefe Sehnsucht nach einem Kind. Und nun wollten sie ihren Männern zuliebe schwanger werden, insgeheim waren sie aber froh, dass es nicht klappen wollte.

Fallbeispiel: So wie bei Frau N., die mir nach anfänglichem Zögern gestand, dass ihr der Kinderwunsch eigentlich gar nicht so wichtig sei. Sie war zufrieden mit ihrem Beruf und führte ein reges Leben, sie engagierte sich beispielsweise in mehreren Vereinen. Der Kinderwunsch ging eindeutig von ihrem Mann aus. Aber weil sie ihn so liebte, wollte sie ihm diesen Herzenswunsch unbe-

dingt erfüllen, auch gegen die eigene Überzeugung. Die letzten zwei gescheiterten Versuche tat sie mit einem Schulterzucken ab. Fast war sie froh, dass es „jetzt gerade nicht geklappt hatte".

Da ich nur mit ihr sprach und ihren Partner nie kennenlernte, konnte ich nicht einschätzen, wie es innerhalb ihrer Beziehung wirklich aussah. Frau N. war auf jeden Fall wild entschlossen, ihrem Mann zuliebe weiterhin zu versuchen, schwanger zu werden. Doch ihr Körper streikte. Ihre Seele hegte andere Sehnsüchte als die, ein Kind zu empfangen und zu erziehen. Ich riet ihr, zusammen mit ihrem Mann eine psychologische Beratung aufzusuchen, um das grundsätzliche Problem klären zu lassen, denn wenn man nur dem Partner zuliebe schwanger werden möchte, ist das eine sehr schlechte Voraussetzung für eine erfüllende Elternschaft.

Es gibt also nichts, was es nicht gibt. Sie sehen: Jedes Kinderwunschpaar ist immer ganz individuell zu betreuen.

Vom lesbischen Pärchen über die älteren Paare, die sich ihren Kinderwunsch nicht rechtzeitig erfüllt haben und jetzt die Hilfe der Reproduktionsmedizin in Anspruch nehmen müssen, bis hin zu fast aussichtslosen Fällen, in denen höchstens eine Leihmutterschaft zum Wunschkind verhelfen kann oder aber eine Adoption, habe ich schon alles erlebt.

Der Kinderwunsch kennt keine Altersgrenzen und keine Geschlechtsgrenzen. Er ist grenzenlos und ein tiefer Herzenswunsch, der in der Natur des Menschen liegt.

Ein Kind ist immer ein Stück wahr gewordene Liebe, ein Ausdruck, dass sich zwei Menschen auf innigste Weise körperlich vereinen und miteinander „Liebe machen". Das „Kindermachen" ist die kreativste Ausdrucksmöglichkeit der Natur. Neues Leben entsteht, neues Sein wird geboren. Die Sehnsucht, auf diese erfüllende Weise die Schwingung der Liebe miteinander zu teilen, damit daraus ein Kind entsteht, ist tief im Menschen verankert. Es ist ein Grundbedürfnis, eine Ursehnsucht, die niemand wirklich erklären kann.

Zwei Seelen verschmelzen miteinander, zwei Körper vereinen sich, zwei Menschen empfinden Freude und Lust dabei – so sollte es zumindest sein, wenn ein Kind entsteht und auch sonst beim „Liebemachen".

Wenn die Natur diese Erfüllung verweigert, aus welchen Gründen auch immer, ist das stets eine große Kränkung. Nun gilt es, diese Kränkung zu überwinden und sich behutsam und ganz individuell mit professioneller Hilfe auf den Weg zu machen, um der Liebe Leben zu schenken.

Ein kleiner Einblick in meine Tätigkeit

Zeit zu haben für die Kinderwunschpaare ist ein sehr wichtiger Faktor bei meiner Berufung als Kinderwunschbegleiterin, wobei wie angedeutet fast ausschließlich Frauen kommen, in ganz seltenen Fällen suchen mich beide Partner auf.

Wer den Weg zu mir findet, wird zunächst ganz liebevoll in meinen warmen Räumen empfangen. Ich nehme mir Zeit für das Gespräch und die anschließende Heilbehandlung. Ungefähr zwei Stunden dauert eine Sitzung. Manchmal auch etwas länger. Ich schaue dabei nicht auf die Uhr und es wartet auch keine neue Klientin auf mich, denn ich widme mich an einem Tag oder Abend nur einer einzigen Klientin. So fühle ich mich selbst nicht unter Zeitdruck und kann mich in Ruhe voll und ganz der Frau mit Kinderwunsch widmen, die gerade vor mir sitzt.

So individuell wie das Problem des Kinderwunschpaares ist, so individuell verläuft auch das Gespräch. Jedes Kinderwunschpaar hat seine eigene Geschichte, seine eigenen Ängste und Sorgen, seine eigene innere Haltung und Einstellung zum unerfüllten Kinderwunsch.

Bei einem schmackhaften Tee erzählen mir die Frauen ihre ganz persönliche Geschichte. Sie berichten von ihren Gefühlen, von ihrer Partnerschaft, von der Art ihrer Sterilität, von ihren Sorgen und Ängsten, aber auch von ihren Maßnahmen, die sie ergreifen wollen oder bereits ergriffen haben. Eine medizinische Betreuung ist ratsam, um herauszufinden, welche körperlichen Faktoren zur Sterilität geführt haben und welche Methoden jetzt im Gespräch sind, angewendet zu werden.

Ich bin aber auch für Paare da, die den Kinderwunsch als gottgewollt betrachten und keinerlei medizinische Maßnahmen wünschen, weder eine Diagnostik noch eine Therapie, eventuell höchstens alternative Heilmethoden wie Handauflegen, Massagen, Yoga, Vitamine oder Akupunktur in Anspruch nehmen wollen. Wenn dies der Rahmen ist, den sich ein Paar wünscht, respektiere ich ihn, es sei denn, ich werde ausdrücklich um meine eigene Meinung gebeten. Dann befürworte ich natürlich die medizinische Diagnostik.

Die moderne Medizin kann diesbezüglich sehr viel erreichen, manchmal mit ganz einfachen Maßnahmen. Es lohnt sich immer, Bescheid zu wissen, um dann die optimale Therapie in Anspruch nehmen zu können, am sinnvollsten Hand in Hand mit alternativen Methoden, wobei sich Schulmedizin und alternative Medizin harmonisch ergänzen sollten.

Während des Gesprächs gebe ich sanft Hinweise, damit sich die Frau, die vor mir sitzt, wieder wohlfühlen, Stress verarbeiten und Kraft tanken kann, damit sie wieder allen Herausforderungen gewachsen entgegentreten kann. Diese Wegweiser werden in diesem Buch ausführlich

erarbeitet und stehen Ihnen jederzeit zur Verfügung.

Nach dem Gespräch setzt sich meine Klientin auf einen therapeutischen Massagestuhl. Nun kann ich den Rücken komplett mit warmem Öl massieren, Verspannungen lösen und Stoffwechselabfallprodukte, die durch übermäßigen Stress entstehen, ins Fließen bringen. Meistens erspüre ich dabei auch schon die Schwachpunkte, die den Energiefluss behindern. Ich kann sie allein mit meinen Händen ertasten und wahrnehmen.

Eine Massage löst Verspannungen und Stoffwechselabfallprodukte und bringt blockierte Energien wieder ins Fließen.

Anschließend legt sich die Klientin mit dem Rücken auf eine Massageliege. Ich behandle Kopf, Schultern, Nacken und Gesicht mit sanften Massagegriffen. Es kann sich allerhand „Kopflastiges" dabei lösen. Die Klientin liegt unter einer Decke, warm und gut eingepackt. Leise Musik erklingt und hilft beim Entspannen. Mit dem Handauflegen kommt alles Weitere ins Fließen und wird harmonisiert. Die Berührungen sind so sanft, dass viele Klienten dabei einschlafen. Aber das ist gut so.

Auf diese Weise ist ein tiefes Lösen und Erlösen möglich.

Beim abschließenden Gespräch wird noch einmal Tee getrunken. Der Tag sollte nun in aller Ruhe ausklingen und keine Aufregungen mehr beinhalten.

Manche Frauen suchen mich öfter auf. Ich habe schon manche Paare über mehrere Jahre hinweg begleitet, bis es dann endlich über mehrere Umwege und Neuorientierungen endlich so weit war und sich ihr Kinderwunsch erfüllt hat oder sie ihn aufgegeben haben. Aber es gibt auch Frauen, die nur ein einziges Mal kommen, sich wohlfühlen und dann den Weg mithilfe dessen, was sie bei mir gelernt haben, alleine weitergehen.

Das Wunder des Lebens ist ein Geschenk, das nicht eingefordert werden kann.

Oft arbeite ich auch Hand in Hand mit anderen Therapeuten. Zum Beispiel kann mithilfe der Akupunktur ein etwas „unwilliger, blockierter" Zyklus wieder in Harmonie gebracht werden. Und manche Paare benötigen eine klassische psychologische Betreuung bei entsprechenden Therapeuten neben meiner Begleitung und der medizinischen Behandlung. Meiner Erfahrung nach ist es stets sinnvoll, von mehreren Seiten betreut zu werden. Ein gutes Netzwerk und viel Verständnis untereinander, seitens aller Therapeuten, ist die Basis für eine optimale Kinderwunschbegleitung. Wenn Sie das Gefühl haben, alle derzeit möglichen diagnostischen und therapeutischen Maßnahmen in Anspruch nehmen zu wollen, dann tun Sie das.

Sie sind mit Ihrem unerfüllten Kinderwunsch nicht alleine. Vielen Paaren geht es wie Ihnen. Aber man sieht es niemandem an. Es ist ja auch gut so, dass niemandem auf der Stirne steht, dass es mit dem Kinderkriegen nicht klappt. Sollten Sie sich grämen, wenn Sie eine Schwangere sehen oder ein Paar mit Kinderwagen, dann wissen Sie nie, auf welchem Wege dieses Kind wirklich entstanden ist und welchen mühsamen Weg dieses Paar eventuell hinter sich hat. Selbst wenn dem Paar das besondere Glück vergönnt gewesen sein sollte, das Kind auf natürlichem Wege empfangen zu haben, so wissen Sie nie, welche anderen Herausforderungen diese Eltern in ihrem Leben zu meistern haben.

Es ist nicht immer so, wie es aussieht. Das Wunder des Lebens ist immer ein Geschenk, das nicht eingefordert werden kann, aber dennoch so viel Seligkeit verspricht. Bleiben Sie einfach auf Ihrem Weg, zuversichtlich, hoffnungsvoll und mit einem guten Gefühl, so gut Sie eben können.

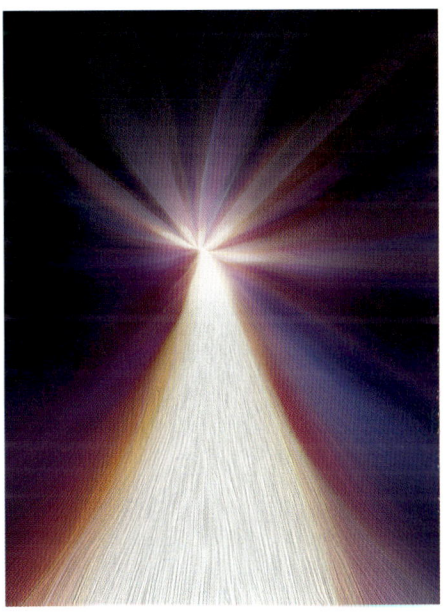

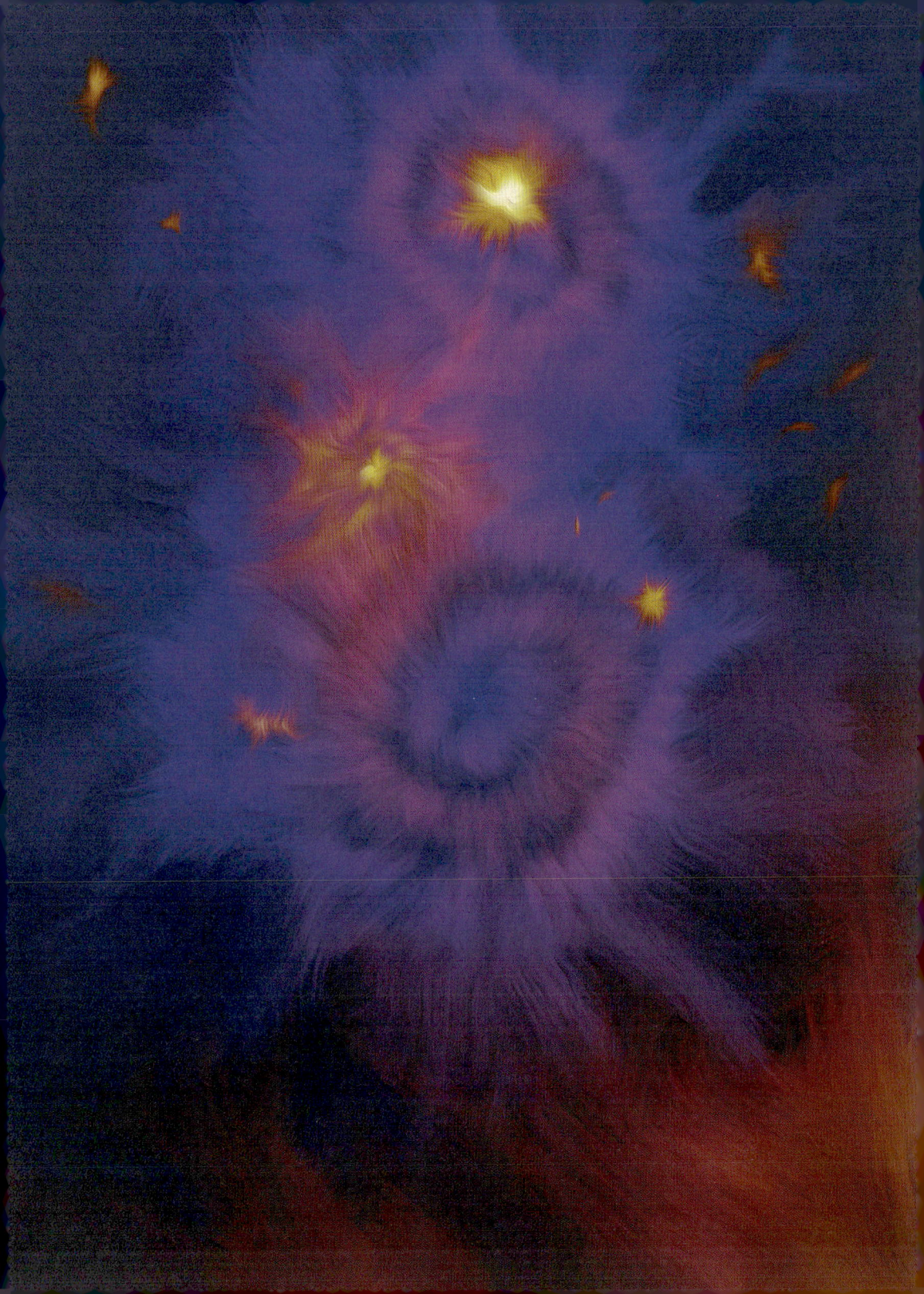

Tief verwurzelte Ursehnsüchte

Die Sehnsucht nach einem Kind

Wo kommt sie her, diese tiefe Sehnsucht nach einem Kind? Sind es die Hormone? Ist es das Drängen der Natur auf Fortpflanzung? Will man seine eigenen Gene weitergegeben sehen? Oder möchte man mit einem bestimmten Menschen ein Kind haben, weil man diesen Menschen so sehr liebt, dass man etwas von ihm als Geschenk in diese Welt bringen möchte? Möchte man ein gemeinsames Geschenk in diese Welt bringen? Soll dieses Kind ein Ausdruck der göttlichen Schöpfung sein? Eine Offenbarung der Liebe? Oder ganz einfach ein Teil von einem selbst?

Die Sehnsucht nach einem Kind ist und bleibt ein Geheimnis. Sie kann nicht erklärt werden und ist einfach vorhanden oder nicht vorhanden. Manchmal meldet sie sich schon sehr früh im Leben eines Menschen. So wusste ich zum Beispiel schon als kleines Mädchen, dass ich unbedingt Kinder wollte. Kinder gehörten zu meinem Lebensplan, so spürte ich es tief in mir. Ich wollte Mama sein, einfach nur Mama. Es gab keinerlei Zweifel diesbezüglich. Und ich wusste, dass ich welche bekommen würde und auch etwas dafür tun würde, um sie zu bekommen. Das Kinderkriegen hatte neben meinen kreativen Tätigkeiten schon in jungen Jahren einen sehr hohen Stellenwert. Die Priorität war immer spürbar, und so war es kein Wunder, dass ich dann Anfang 20 Mutter wurde, zu einer Zeit, in der Gleichaltrige studierten, auf Partys gingen oder die große, weite Welt eroberten. Heute sehe ich diese frühe Mutterschaft als persönlichen Vorteil, denn ich habe erwachsene Kinder und kann jetzt mein Leben so gestalten, wie ich es mir vorstelle, während andere in meinem Alter noch sehr kleine Kinder betreuen. Der Nachteil ist allerdings, dass man beruflich schnell ins Abseits kommt, wenn man über 20 Jahre lang hauptsächlich Kinder erzieht. Ein kleiner Lichtblick ist deshalb meine Tätigkeit als Kinderwunschbegleiterin.

Meine persönliche Sehnsucht nach Kindern zeigte sich schon früh und ich bin ihr unbeirrt gefolgt. Das muss aber nicht so sein. Die Sehnsucht der Menschen ist ganz individuell.

Es gibt Menschen, in denen die Sehnsucht nach einem Kind erst aufkeimt, wenn sie nicht mehr ganz so jung sind. Jahrelang spielt das Thema Kinder überhaupt keine Rolle, wird noch nicht einmal in Erwägung gezogen oder ist sogar unerwünscht. Und dann kann es plötzlich sein, dass sich die Sehnsucht zeigt, ganz vehement und unüberhörbar dringlich.

Nicht selten hängt die Sehnsucht nach einem Kind auch mit einem bestimmten Partner zusammen. Wenn „der oder die Richtige" im Leben auftaucht, zeigt sich auch die Sehnsucht. Plötzlich weiß man, dass der geeignete Zeitpunkt gekommen ist, sich den Herzenswunsch nach einem gemeinsamen Kind zu erfüllen.

Leben weitergeben

Wer sich nach einem Kind sehnt, sehnt sich auch immer danach, das Leben weiterzugeben. Die bewusste Entscheidung, ein Kind ins Leben einzuladen, ist ein klares Ja für alles Lebendige. Es ist ein klares Ja für einen neuen Menschen, den es sonst nicht geben würde. Durch Ihr Ja erfüllt sich die Schöpfung selbst und bringt neues Leben in die Welt, damit sich der Kreis des Lebens niemals für immer schließt, sondern stets im Fluss bleibt, sich weiterentwickelt, Neues hervorbringt und neue Möglichkeiten offenbart, diese Welt mitzugestalten.

Sie gestalten diese Welt mit, indem Sie sich für die Elternschaft entscheiden. Ihr Kind wird dann diese Aufgaben weitertragen und eben-

Neues Leben kommt in die Welt, damit sich der Kreis des Lebens niemals für immer schließt, sondern stets im Fluss bleibt.

falls durch seine einzigartige Persönlichkeit sein Dasein und durch sein Ich diese Welt mitgestalten.

Dieser Gedanke ist großartig! Es macht Freude zu wissen, dass ein Kind stets auch immer Teil von etwas Höherem ist, nicht nur die Erfüllung eines individuellen Wunsches. Denn jeder Mensch hier auf Erden hat stets die Möglichkeit, mithilfe seiner Talente und Gaben dieser Welt seinen Stempel aufzudrücken. Sie tun dies, und Ihr Kind wird dies auf seine Weise innerhalb der folgenden Generationen tun. Dies ist der Sinn der Evolution und der Natur: sich fortzupflanzen und eine neue Vielfalt hervorzubringen.

Das Leben bewusst weiterzugeben ist aber immer auch eine ganz persönliche Entscheidung, vor allem eine Entscheidung aus Liebe. Denn nur die Liebe ist es, die Ihnen die Kraft gibt, ganz persönliche Ziele der Selbstverwirklichung für eine Weile zurückzustellen, um ganz und gar für einen neuen Menschen da zu sein, der anfangs und darüber hinaus noch eine ganze Weile Ihre komplette Fürsorge und Aufmerksamkeit benötigt.

Diese Intention ist nicht selbstverständlich. Bei Wunschkindern ist dies aber auf jeden Fall so. Ein Paar, das sich bewusst ein Kind wünscht, entscheidet sich, für einen neuen Menschen da zu sein, die Frau wird ihn im Bauch heranwachsen spüren, das Paar ist entschlossen, ihm elterliche Liebe zu schenken und ihn auf seinem Lebensweg zu begleiten, und zwar solange man selbst lebt.

Das Leben weiterzugeben ist eine Entscheidung aus Liebe.

Elternschaft gilt lebenslänglich. Das Gefühl der Verbundenheit wird immer da sein, was auch immer im Leben der Eltern und im Leben des Kindes geschehen sollte. Sobald Sie Eltern sind, gehört dieser kleine Mensch und später dieser erwachsene Mensch untrennbar zu Ihnen.

Das Leben weiterzugeben ist ein Gedanke, der sehr beflügelnd wirkt. Da schwingt auch etwas Aufregendes mit, etwas Neues und Unbekanntes und das Bewusstsein, dass nun nichts mehr so sein wird, wie es war.

Viele Frauen berichten mir, dass sie es kaum erwarten können, schwanger zu sein. Sie sehnen sich nach der Erfahrung, einen richtigen

Menschen im eigenen Bauch spüren zu können. An Schwangerschaftsübelkeit und andere kleinere und größere Beschwerden während der Schwangerschaft denkt in diesem Augenblick niemand. Nur an das großartige Gefühl, wie es sein wird, ein Baby auszutragen. Im Kopf entstehen dann auch meistens Traumbilder einer glücklichen Familie und wie es sein wird, ein Baby zu haben und mit ihm zu leben. Die Sehnsucht nach einem ganz anderen Leben ist dabei ebenfalls tief im Inneren verborgen. Mit Leib und Seele sehnen sich vor allem Frauen nach der Erfüllung als Mutter.

Da fast alle Frauen mit Kinderwunsch einen Beruf ausüben und fest mit beiden Beinen im Leben stehen, ist die Sehnsucht nach einer tiefen, ganz natürlichen und ursprünglichen Erfahrung wie dem Schwangersein und Muttersein gut verständlich. Oft bekomme ich Sätze zu hören wie: „Da ist noch etwas ganz anderes in mir. Die Erfüllung nur aus der beruflichen Arbeit zu ziehen, bedeutet mir nichts mehr. Ich sehne mich nach mehr Leben, mehr Lebendigkeit, mehr Ursprünglichkeit. Ich will wissen, wie es ist, Leben zu schenken." Leben wei-terzugeben ist deshalb auch immer eine ganz natürliche, sehr biologische, archaische Sehnsucht, die den Menschen an die Wurzeln des Menschseins bringt.

Besonders deutlich wird dies in Augenblicken, wenn einem Paar bewusst ist, dass sich sein Kinderwunsch nur dann erfüllen kann, wenn es nicht die eigenen Gene sind, die weitergegeben werden. Dies ist im Fall einer Samenspende und auch einer Eizellspende der Fall. Ebenso natürlich bei einer Adoption oder wenn eine Leihmutter benötigt wird, die zugleich auch Eizellspenderin ist. Dann wird der Kinderwunsch noch einmal komplett infrage gestellt und muss vom Paar neu diskutiert werden. Manchen Paaren gelingt dieser Balanceakt ausgezeichnet, wieder andere geben spätestens jetzt ihren Kinderwunsch auf, weil sie sich nicht vorstellen können, ein teilweise „fremdes" Kind zu erziehen.

Die Hauptsehnsucht eines Paares liegt fast immer primär darin, die eigenen Gene weiterzugeben und sich selbst in einem Kind wiederzufinden. Aus der Verschmelzung zweier Individuen entsteht ein Mensch, der Teile beider Eltern in sich vereint. Wenn dies aus Liebe, Wertschätzung und Hingabe geschieht, ist „das Kindermachen" ein Akt lebendiger Erfüllung und Vollkommenheit. Aus zwei wunderbaren, einzigartigen Persönlichkeiten entsteht eine neue, ebenso wunderbare und einzigartige Persönlichkeit, ein neuer Mensch, ein süßes Baby. Und alle drei sind als Familie in Liebe miteinander verbunden. Dies ist der Idealfall, Sinn und Zweck der Evolution und wird durch den Akt des Geschlechtsverkehrs – am liebsten besonders lustvoll und bewusst erlebt – ermöglicht.

Ein Wunschkind ist deshalb auch immer Zeugnis gelebter Liebe und intimster Zweisamkeit. Oft wird das sexuelle Miteinander während des Eisprungs als besonders erfüllend angesehen, zumindest während der frohen Erwartungsphase, bevor klar ist, dass das Wunschkind auf sich warten lässt. Die ersten Monate, in denen ein Paar versucht, bewusst schwanger zu werden, sind meistens von einer besonderen Vorfreude gekennzeichnet. Ganz ohne Verhütungsmittel Lust und Liebe miteinander zu teilen und dabei zu wissen, dass es zur ersehnten Schwangerschaft kommen kann, ist

für viele Paare Grund, sich noch einmal ganz neu zu finden und sich mit anderen Augen zu sehen. Es kann sogar ein ganz besonderer „Kick" sein und eine vielleicht etwas langweilig gewordene Sexualität wieder aufregend machen.

Doch allmählich weicht die Freude dem Erwartungsdruck. Vor allem Frauen empfinden es als sehr belastend, wenn allmonatlich die Periode wiederkehrt. Auf unzähligen Toiletten, zu Hause oder im Büro sind dann schon bittere Tränen geflossen. Manche Paare sind schon nach wenigen Monaten entnervt, beginnen, an sich, ihrer Sexualität, ihrem Körper und ihrer Partnerschaft zu zweifeln. Anderen gelingt es, sich selbst von Monat zu Monat Mut zuzusprechen und einfach „weiterzuüben", bis schließlich irgendwann der absolute Tiefpunkt erreicht ist und klar wird, dass das Kind einfach nicht kommen will. An diesem Punkt wird dann vielen bewusst, dass eine ganz neue Herausforderung auf sie zukommt und sie die Weichen in ihrem Leben neu stellen müssen. Folgende Fragen tauchen dann auf: An wem kann es liegen? Benötigen wir etwa eine künstliche Befruchtung? Was wird sein, wenn wir nie ein Kind bekommen? Was sollen wir jetzt tun? Dies ist der Zeitpunkt, weitere Entscheidungen zu treffen, sich an einen Spezialisten für Kinderwunsch zu wenden und abklären zu lassen, warum das Wunschkind auf sich warten lässt. Dafür kann es viele verschiedene Gründe geben, aber es gibt auffallend viele Paare, die dem Kinderwunsch nicht den ersten Stellenwert im Leben beimessen. Sie lassen das Schwangerwerden auf sich zukommen, setzen die Verhütung ab und machen sich dann keine großen Gedanken mehr, ob und wann es klappen soll. Oftmals sind sie auch nicht äußerst bedacht darauf, beim Geschlechtsverkehr den Zeitraum des Eisprungs zu erwischen, sondern leben ihr Leben weiter wie bisher.

Solch eine innere Haltung ist völlig in Ordnung. Dennoch kommen auch viele dieser Paare früher oder später zu der Erkenntnis, dass sich das Wunschkind nicht einfach so einstellen will. Auch wenn der Kinderwunsch anfangs nicht allzu bedeutend war, so kommt irgendwann der Augenblick, in dem Entscheidungen fällig sind. Lassen wir den Kinderwunsch fallen oder bemühen wir uns um eine Diagnose?

Wie wichtig ist uns überhaupt die Sehnsucht nach einem Kind? Paare, die sich dann gemeinsam mit dem Kinderwunsch auseinandersetzen und zu der Erkenntnis kommen, dass sie den Weg zum Wunschkind miteinander gehen wollen, sind auf jeden Fall bereit, weitere Schritte zu unternehmen, um der Sehnsucht ihrer Herzen folgen zu können.

Zeugen, empfangen und bereit sein für ein Kind

Wenn ein Kind auf ganz natürlichem Weg entsteht, geschieht das Zeugen und Empfangen von ganz alleine. Während das Paar nach dem Akt der Liebe sein gewohntes Leben wiederaufnimmt, vollzieht sich das Wunder der Menschwerdung im Inneren des weiblichen Körpers.

Da ich ebenso Schwangere betreue, bekomme ich die allerschönsten Geschichten zu hören, die sich rund um die Zeugung ranken. Ganz vielen Frauen ist bewusst, dass „es" genau an diesem einen Tag geklappt hat. Es ist, als ob die innere Stimme zu ihnen spricht und ihnen zuflüstert, dass das traute Schäferstündchen mit dem Liebsten erfolgreich war. Ob innere Stimme, Intuition, inneres Wissen oder Gespür – das Geheimnis der Menschwerdung offenbart sich ganz leise und erst dann offensichtlich, wenn der Schwangerschaftstest positiv war, denn die Mehrzahl der Frauen weiß und merkt überhaupt nichts, wenn ein Kind auf natürlichem Weg entsteht. Dies trifft besonders dann zu, wenn das herbeigesehnte Kind kein ausgesprochenes Wunschkind ist, sondern sich mehr oder weniger unangemeldet einnistet und die werdende Mutter mit seiner Anwesenheit völlig überrascht. Viele Babys offenbaren ihr Dasein in Mamas Bauch wirklich erst dann, wenn die Blutung ausbleibt.

Ganz anders ist dies bei Kinderwunschpaaren. Nun unterliegen Zeugung und Empfängnis klaren Regeln und einem überschaubaren Terminplan. Alles ist anders. Das Paar hat Geschlechtsverkehr nach vorgegebenen Richtlinien oder eine künstliche Befruchtung wird in Angriff genommen, bei der jeder Schritt klinisch überwacht wird. Bei einer künstlichen Befruchtung werden ein oder zwei Embryonen in die Gebärmutter der Frau transferiert. Die Freude am Zeugen und Empfangen bleibt dabei natürlich völlig auf der Strecke. Sie existiert gar nicht mehr. Der Akt spielt keine Rolle mehr und die Zeugung wird zu einer technischen Sache degradiert.

Manchen Paaren gelingt es dennoch, ihre Sehnsucht nach einem Kind weiterhin miteinander zu teilen. Ihre Verbundenheit und Liebe sind stark und innig, sodass die Herausforderung der künstlichen Befruchtung ihrer sonstigen Innigkeit und Einheit als Liebende nichts anhaben kann. Andere geraten jedoch gerade dadurch in eine Anspannung, die Stress verursacht und sich negativ auf ihre Beziehung auswirkt.

Darüber hinaus gibt es etliche Paare, die die künstliche Befruchtung gänzlich von ihrem Leben als Paar abkoppeln können und sich vertrauensvoll den technischen Möglichkeiten der Reproduktionsmedizin hingeben als ein notwendiges Übel, das es zu meistern gilt. Sie fahren sozusagen zweigleisig, sind einerseits weiterhin ein liebendes Paar und unterziehen sich parallel den medizinischen Maßnahmen auf dem Weg zum Wunschkind. Diese Strategie ist gar nicht so schlecht, bedarf aber oftmals sowohl vom

Mann als auch von der Frau die Bereitschaft, den Weg miteinander zu gehen. Sobald ein Partner dazu nicht in der Lage ist, weil er überfordert ist, sich unwohl fühlt oder fest in einer Sinnkrise steckt, scheitert dieser Pragmatismus.

Zum Kinderkriegen gehören immer zwei

Der Weg zum Wunschkind ist immer ein Weg, der zwei Menschen betrifft. Dies gilt auch für Menschen, die sich ihren Kinderwunsch mithilfe von unkonventionellen Möglichkeiten im Ausland erfüllen. Dazu gehören zum Beispiel Frauen, die sich ein Kind wünschen, ohne dass sie einen Partner an ihrer Seite haben. Diesen Frauen ist bewusst, dass sie ihr Kind ganz alleine erziehen werden, aber der Wunsch nach einem Baby und der Erfahrung der Mutterschaft ist so groß, dass alle anderen Wünsche in den Hintergrund treten. Der Wille und die Bereitschaft, einem Kind Liebe und Fürsorge zu schenken, sind da. Dennoch entsteht ein Kind rein biologisch gesehen aus dem Erbgut zweier Menschen. Männliches Erbgut und weibliches Erbgut müssen zusammenfinden, damit ein Kind entsteht, selbst wenn dazu eine Samen- oder Eizellspende erforderlich ist. Jeder Mensch ist deshalb auch immer eine Hingabe an eine andere Persönlichkeit. Ein Paar mit Kinderwunsch ist bereit, die eigenen Gene mit den Genen des Partners zu vereinen, um eine ganz neue Persönlichkeit auf die Welt zu bringen. Dies geht nur wiederum ausschließlich aus Liebe. Darüber hinaus muss das Paar bereit sein, dieses Kind zu lieben und zu erziehen, es auf seinem Lebensweg zu begleiten.

Ein Paar, das sich ein Kind wünscht, muss sich aber vor allem einig sein, was es unternehmen will, um dem Wunschkind ins Leben zu helfen, wenn es von alleine nicht kommen will. Und dies ist immer ein Zeitpunkt der Offenbarung. Sobald ein Partner andere Vorstellungen hat als der andere, wird es schwierig. Wenn Frauen zu mir kommen, die einen innigen Kinderwunsch haben, aber ihre Partner nicht, dann gibt es keinen gemeinsamen Weg zum Wunschkind. Dies gilt vor allem auch dann, wenn schon ein Kind vorhanden ist und sich ein Partner ein zweites Kind wünscht, der andere aber nicht.

Fallbeispiel: Als Frau L. zu mir kam und von ihrem Herzenswunsch nach einem zweiten Kind berichtete, wusste ich, dass der weitere Weg zum Wunschkind ganz allein vom Willen ihres Mannes abhing, bereit für ein zweites Kind zu sein. Dieses zweite Kind „passierte" praktischerweise nicht einfach, wie es manchmal so geschieht, dass eine Frau einfach wieder schwanger wird und sich der Partner den vollendeten Tatsachen stellt. Kann eine Frau nicht auf dem natürlichen Wege ein Kind empfangen und wurde schon das erste Kind mithilfe der Reproduktionsmedizin gezeugt, ist dies beim zweiten oftmals wieder der Fall.

Das Paar muss sich also wieder ganz neu für den Weg der künstlichen Befruchtung entscheiden. Und für ein zweites Kind. Ich gab Frau L. gleich zu verstehen, dass es nicht in meiner Macht liegt, die Entscheidung für ein Kind für ihren Partner mitzutragen. Das kann das Paar nur gemeinsam in behutsamen Gesprächen. Meine Aufgabe bestand darin, der Frau die Lage des Partners begreiflich zu machen, sodass sie eine Gesprächsbasis finden konnten, die ohne Vorwürfe und Anklagen auskommt. Ich hörte einige Monate nichts mehr von Frau L. Dann meldete sie sich eines Tages wieder, ganz glücklich, dass ihr Mann nun endlich bereit sei für ein Kind. Er hatte zwischenzeitlich eine Beförderung erhalten und fühlte sich als einziger Ernährer der Familie einem zweiten Kind gewachsen. Nun konnte er sich sicher fühlen und einer weiteren künstlichen Befruchtung zustimmen. Bald darauf war Frau L. tatsächlich schwanger.

Aber es gibt etliche andere Paare, bei denen der Weg zum Wunschkind an den unterschiedlichen Vorstellungen der Partner scheitert. Nur wenn beide Partner genau wissen, was sie wollen, sich diesbezüglich einig sind und das „Projekt Wunschkind" mit allen medizinischen Untersuchungen und Behandlungen sowie finanziellen Aufwendungen und emotionalen Herausforderungen gemeinsam meistern, können sie auch gemeinsam selbstbewusst und vertrauensvoll miteinander in die Elternschaft starten. Halbherzigkeit führt hingegen nicht selten schon am Anfang des Weges zum Scheitern des Vorhabens oder zu einer späteren Scheidung, wenn das Kind dann auf der Welt ist.

Meistens geht der Kinderwunsch stärker von Frauen aus. Ein nicht zu unterschätzender Faktor dabei ist die „biologische Uhr", die bei Frauen tatsächlich sehr laut tickt, wenn das 30. Lebensjahr einmal überschritten ist. Zwischen dem 20. und dem 30. Lebensjahr ist die fruchtbarste Lebensphase bei Frauen. Bereits mit dem 25. Lebensjahr nimmt die Fruchtbarkeit langsam ab. Während dieser Lebensphase stehen Frauen heute fast noch in der Ausbildung, wollen beruflich Fuß fassen und haben meistens keinen dauerhaft festen Partner an der Seite.

Während Männer auch bis ins hohe Alter hinein zeugungsfähig bleiben, weil ihr Sperma ständig ungefähr alle sechs Wochen erneuert wird, kommt eine Frau mit einer bestimmten Anzahl Eizellen auf die Welt. Ist diese Anzahl verbraucht – dies geschieht in der Regel zwischen dem 45. und 55. Lebensjahr, in Einzelfällen auch viel früher –, kann eine Frau kein eigenes Kind mehr bekommen und muss sich überlegen, ihren Kinderwunsch mithilfe einer Eizellspende zu verwirklichen.

Hinzu kommt, dass sich „alte Eizellen", etwa ab dem 40. Lebensjahr, nur noch schwer befruchten lassen. Es kommt häufiger zu Fehlgeburten und auch zu Fehlentwicklungen wie dem Downsyndrom. Der Druck, der auf mancher Frau deswegen lastet – vor allem auf Akademikerinnen, die bereits das 40. Lebensjahr erreicht und immer noch keinen festen Partner haben, der mit ihnen bereit ist, eine Familie zu gründen, ist groß.

Fallbeispiel: Als Frau M. zu mir kam, gestand sie mir gleich, dass sie ihren Partner nur deshalb erwählt hat, weil er sich auch ein Kind wünscht. Mit Anfang 40 wollten sich beide ihren Kinderwunsch miteinander erfüllen, ohne dass sie auf ein harmonisches gemeinsames Glück Wert legten. Um keine kostbare Zeit zu verlieren, wollten sie es gleich mit einer künstlichen Befruchtung probieren, da Frau M. bewusst war, dass ihre Eizellen nicht mehr die jüngsten waren. Die künstliche Befruchtung klappte dann auch gleich. Das Kind ist seit einiger Zeit auf der Welt und alle scheinen besonders glücklich miteinander zu sein. Das Paar ist über sein gemeinsames Kind sozu-

sagen „zusammengewachsen" und hat auch eine Basis für die Ehe gefunden.

Dass dies nicht immer gut geht, beweisen etliche Gegenbeispiele. Verständlich ist allerdings, dass es für viele Frauen eine große Herausforderung ist, einen Partner zu finden, der bereit ist, sich auf ein gemeinsames Kind einzulassen. Viele Männer sind extrem zögerlich, stellen andere Wünsche in den Vordergrund und schieben eine Entscheidung für ein Kind von Jahr zu Jahr hinaus, bis ihre Frauen von Panik erfasst werden. Manche Beziehung zerbricht darüber oder es kommt zu heftigen Auseinandersetzungen.

Tatsache ist und bleibt, dass niemand zu einem Kind gezwungen werden kann. Weder kann ein Mann von seiner Frau verlangen, ihm zuliebe schwanger zu werden, noch kann eine Frau einen Mann zwingen, Vater zu werden. Das absichtliche „Vergessen" der Verhütungsmittel ist hierbei kein guter Ratgeber. Oft kommt es dann nämlich hinterher zur Trennung.

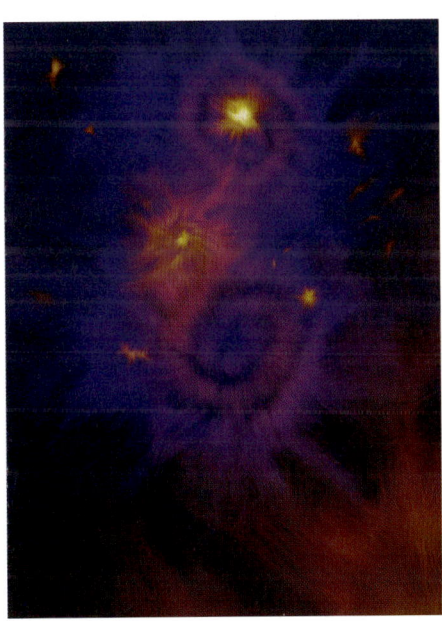

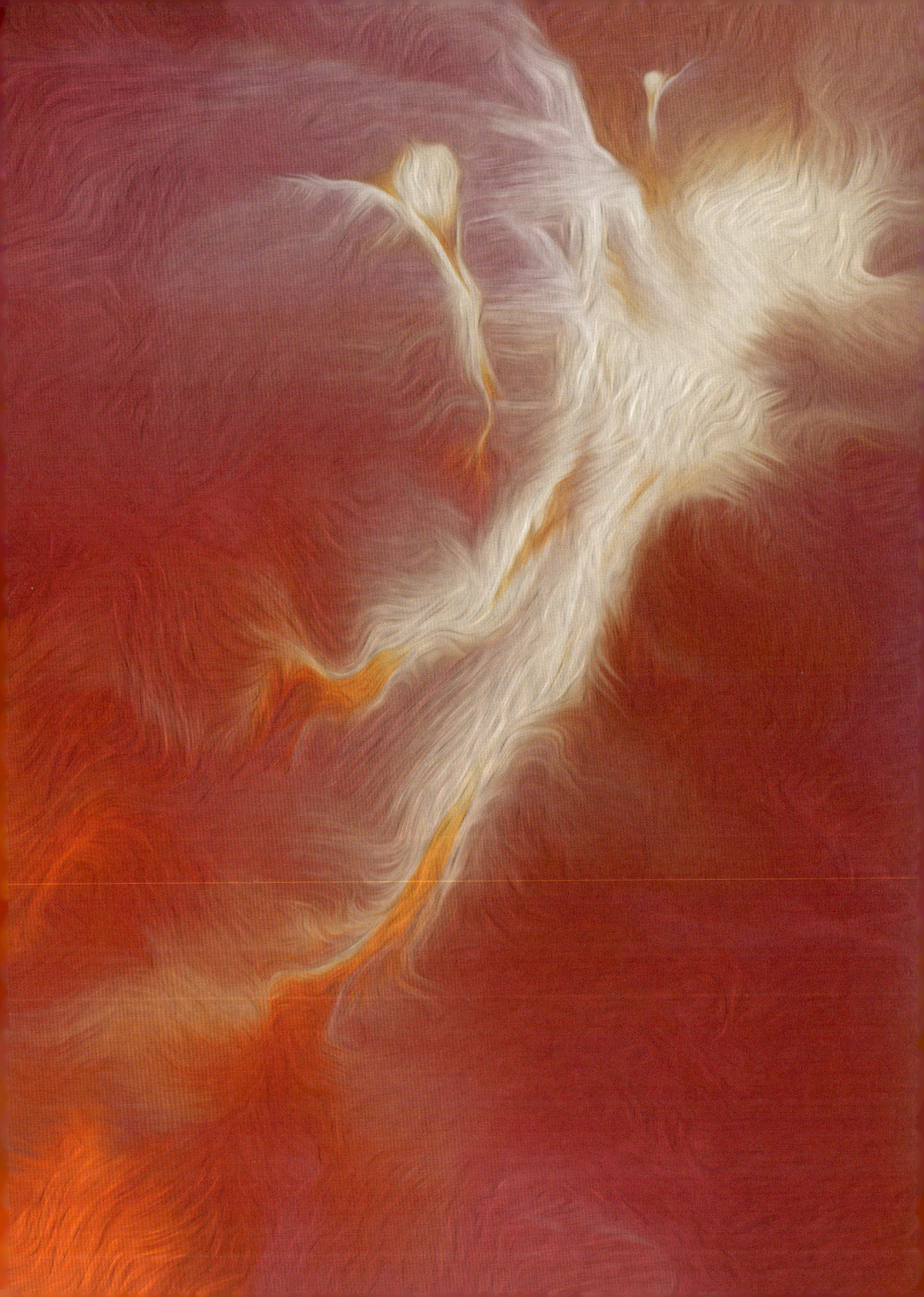

Zwischen Hoffen und Bangen – Wenn das Wunschkind auf sich warten lässt

Wenn das Wunschkind nicht kommen will

Die große Kränkung, dass „die einfachste Sache der Welt" nicht von alleine klappen will, sitzt bei vielen Paaren sehr tief. Vor allem Frauen reagieren oft so verzweifelt, dass sie ihr ganzes Leben infrage stellen. Alles wird zur unüberwindbaren Herausforderung, der sich die Frau nicht mehr gewachsen fühlt. Andere Schwangere am Arbeitsplatz, Frauen mit Kinderwagen im täglichen Leben, Berichte von Schwangeren und Babys in den Medien, Taufen bei Familienfeiern und ständiger Nachwuchs im Freundeskreis werden zur Belastungsprobe. Viele

Frauen ziehen sich zurück, wollen nirgends mehr hingehen, an keinen Veranstaltungen mehr teilnehmen und sich am liebsten nur noch verkriechen. Andere schlucken tapfer die seelischen Qualen herunter, kämpfen aber ständig mit den Tränen, wenn sie persönlich mit Schwangerschaften und Babys konfrontiert werden.

Sie können fröhliche Menschen, die vergnüglich in den Tag hineinleben, nur sehr schwer ertragen. Und Geschichten über Abtreibungen, verwahrloste Kinder und Menschen, die sich ohne Probleme fortpflanzen können, ihre Kinder aber nicht wertschätzen, lösen dann oft wahre Tränenfluten aus. Wer einen unerfüllten Kinderwunsch in der Seele trägt, möchte nicht ständig am Kinderglück der anderen teilnehmen müssen, auch wenn er im Innersten seines Herzens jedem das Glück der Elternschaft gönnt. Der eigene Schmerz wird einem dann ständig vor Augen geführt und erhält neue Nahrung, wenn glückliche Eltern um einen herum sind.

Männer sind diesbezüglich nicht ganz so empfindsam. Sie schaffen es oftmals, ihre eigenen Gefühle auf rationelle Weise in Schach zu halten und von sich abzukoppeln. Mit Vernunft verdrängen sie die Tatsache der Kinderlosigkeit, wenn sie glückliche Väter sehen, oder können den Schmerz darüber schneller wieder loslassen. Ihnen ist bewusst, dass sie auch als Vater weiterhin ihr Leben einigermaßen so führen können, wie es bisher war. Auch wenn es mittlerweile viele Männer gibt, die Erziehungsurlaub nehmen, so gilt nach wie vor überwiegend die klassische Rollenverteilung: die Mutter bleibt überwiegend zu Hause, der Vater wird zum Familienernährer. Von den wenigen Männern abgesehen, die die Rolle des Hausmannes übernehmen, weil ihre Partnerinnen mehr verdienen als sie selbst

und deshalb weiterhin das Familieneinkommen sichern, bleibt vieles beim Alten, zumal Frauen meistens immer noch viel weniger verdienen als Männer und sich deshalb die Diskussion, wer überwiegend zu Hause bleibt, erübrigt. Ist die Sehnsucht nach einem Kind besonders stark, löst sie oft eine Sinnkrise aus, wenn das Kind nicht kommen will – ein extrem schmerzhafter Prozess, der viele Frauen an einen Abgrund führt. Nicht nur einmal habe ich den Satz gehört: „Was hat mein Leben noch für einen Sinn, wenn sich meine tiefe Sehnsucht nach einem Kind nicht erfüllt?"

Fast immer sind es die Frauen, die ganz tief hinab in ein seelisches „Loch" fallen. Sie hadern mit dem Schicksal, zweifeln ihr bisheriges Leben an, werden von starken Schuldgefühlen geplagt und haben ihre Lebensperspektive verloren.

Mutterschaft kann eine ganz besondere Bestimmung im Leben einer Frau sein. Eine Frau verspürt nicht nur den Drang, Leben weiterzugeben, sondern sie möchte auch das Engagement für einen anderen Menschen aufbringen, wie es der Einsatz des ganzes Seins fordert, um ein Kind durchs Leben zu begleiten.

Tiefe Liebe, Hingabebereitschaft, Empathie und Sehnsucht prägen das Gefühl, Mutter sein zu wollen.

Mutterschaft macht Sinn im Leben, wenn eine Frau diesen Sinn für sich findet. Mutterschaft bringt Fülle und Erfüllung, wenn man mit Sehnsucht und Herzenskraft, mit Leib und Seele bereit dafür ist.

Schmerz setzt dann ein, wenn die Sehnsucht komplett ins Leere läuft und zur Orientierungslosigkeit wird. Nicht nur, dass die Emotionen am Boden liegen, dass man sich schlecht, unfähig, verdammt, vom Leben verraten, ungerecht behandelt, verurteilt und zerstört fühlt, auch dass kein neuer Weg in Sicht ist, es keine Perspektive gibt, die Erfüllung bringen kann, verursacht diesen übergroßen Schmerz. Jede neue Perspektive, die sich auftut, trifft den Kern nicht und bleibt „nur zweite Wahl", die schlechtere Alternative im Leben, die man eigentlich gar nicht will.

Sich mit dem Gedanken, kinderlos zu bleiben, abfinden zu müssen, löst selbstverständlich keinerlei Glücksgefühle aus. Sätze wie „Dann wird es halt nichts mit dem Kind, dann suche ich mir was anderes im Le-ben" sind halbherzige Wahrheiten, sie grenzen schon fast an Selbstverdammnis. Denn eigentlich will eine Frau nicht kinderlos bleiben, wenn sie sich doch eigentlich nichts sehnlicher wünscht als ein Kind. Alles in ihrem Inneren wehrt sich gegen eine kinderlose Alternative, sie begehrt auf, weigert sich, den Gedanken zu Ende zu denken.

In dieser Phase der Sinnkrise und Verzweiflung empfindet eine Frau die Vorstellung, kin-derlos zu bleiben, wie den direkten Weg in die Hölle. Er ist in diesem Moment ganz und gar kein sinnvoller Lebensweg, der sich zu gehen lohnt. Die Gefühle der Ohnmacht und Hilflosigkeit ergänzen diese Gewissheit. Frauen fühlen sich in dieser Situation oftmals wie an die Wand gedrängt, es scheint keinen Ausweg zu geben. Der Schmerz wird unerträglich.

Hinzu kommt, dass viele Frauen in einem ungeliebten Beruf feststecken oder sich in einem Arbeitsverhältnis befinden, das ihnen absolut keine Erfüllung (mehr) schenkt, sondern nur als Last empfunden wird. Die Hoffnung, sich mithilfe

Mutterschaft macht Sinn im Leben, wenn eine Frau diesen Sinn für sich findet.

einer Schwangerschaft aus dieser unerträglichen Lebenssituation zu befreien, ist sehr stark. Und just dann will das Kind nicht kommen. Das wird dann wie ein zusätzlicher Affront im Leben empfunden. Ich habe etliche Frauen begleitet, deren Problem genau darin bestand. Frau L. war eine von ihnen.

Fallbeispiel: Frau L. war eine gutmütige Angestellte, die von ihren Kolleginnen gemobbt wurde und die stets für alles zuständig war. Sie war der „gute Geist" des kleinen Unternehmens. Aber alle luden ihr immer mehr Arbeit auf, gegen die sie sich nicht wehren konnte. Alle wussten, dass man sich auf sie verlassen konnte, und selbst ihr Chef nutzte diese Gutmütigkeit aus. Sie wandte sich schließlich vertrauensvoll an ihren Chef, bat um Entlastung und darum, die anderen Mitarbeiten auch entsprechend ihrer Kompetenzen einzusetzen. Der Chef, unfähig, sich für sie einzusetzen – und weil es ja so praktisch war, ein gutwilliges Arbeitstier zu haben –, kam ihren Wünschen nicht entgegen. Ihr Kinderwunsch erfüllte sich leider auch nicht, der sie hätte aus dem Dilemma befreien können. Und auch ihre zahlreichen Bewerbungen, die sie an andere Firmen richtete, brachten nicht die erhoffte neue Stelle mit besseren Konditionen.

Genau in dieser Situation kam sie zu mir und klagte mir ihr doppeltes Leid. Ich riet ihr, sich trotzdem weiter zu bewerben und gleichzeitig ihr Selbstbewusstsein zu stärken, damit sie sich in ihrer Firma endlich würde Gehör verschaffen können. Vor allem musste sie – wie so viele andere Frauen auch – erst einmal das Nein-Sagen üben, lernen, sich abzugrenzen und ihren Kompetenzbereich genau festzulegen. Parallel dazu lief die Kinderwunschbehandlung. Es dauerte eine Weile, aber Frau L. schaffte es ganz langsam, sich an ihrem Arbeitsplatz zu behaupten und Respekt einzufordern.

Auch wenn der Wunsch noch so groß ist, seine Alltagsprobleme mithilfe einer Schwangerschaft aus der Welt zu schaffen, ist dies nie wirklich ein guter Weg. Fast immer stellt sich der Kindersegen erst dann ein, wenn eine Frau konsequent bereit ist, andere Lösungen für ihre Probleme zu finden, und sie sich selbst aus einer unguten Lebenssituation befreien kann. Dann kann es auch sein, dass sich das Kind von ganz alleine einstellt, wenn eine belastende Situation bereinigt ist, oder dass eine künstliche Befruchtung erst dann erfolgreich verläuft.

Nicht alle Frauen erleben den unerfüllten Kinderwunsch als umfassende Sinnkrise. Doch wenn es so ist, dann hat der Schmerz, den diese Krise mit sich bringt, auch seinen Sinn.

Jetzt kann nämlich aus dem Schmerz heraus, aus der tiefen Trauer und Verzweiflung, der Kampfgeist erwachen. Je tiefer der Schmerz die Frau in die Hoffnungslosigkeit stürzt, desto heftiger kann der Impuls zum weiteren Handeln ausfallen, wenn der Kampfgeist erwacht. Dieser Kampfgeist gipfelt entweder in Resignation: „Wir nehmen alles gottgewollt hin und fügen uns in unser Schicksal", oder in Tatkraft: „Wir packen es an, wir mobilisieren alle Kräfte und wenden uns der modernen Reproduktionsmedizin zu, um doch noch zu einem Kind zu gelangen. Wir lassen uns das alles nicht gefallen. Wir werden aktiv."

Der Impuls für den Kampfgeist kommt entweder von innen, nämlich dann, wenn man sich „ganz am Boden liegend" fühlt, innerlich loslässt, weil man spürt, dass die Gemütslage ja nicht mehr tiefer sinken kann und von diesem Tiefpunkt aus neue Kräfte mobilisiert werden und der Weg für Neues freigeschaufelt werden kann. Oder der Impuls wird durch einen äußeren Funken entzündet, durch Menschen wie mich, die mit ihrem Gesprächsangebot und ihrer Heilarbeit der Seele helfen loszulassen. Auch dann wird der Weg frei für neue Kräfte, für Hoffnung, für den Willen, etwas zu unternehmen.

Auch der Schmerz, den eine Krise mit sich bringt, hat seinen Sinn: wenn der Kampfgeist erwacht und dieser neue Kräfte mobilisiert.

Dieses „Ja, ich will aktiv werden" ist eine wichtige Entscheidung dafür, dem Leben wieder einen Sinn zu verleihen. Dazu müssen aber erst einmal alle Schmerzen, alle Enttäuschungen, alles Verzweifeln, alle Ohnmacht und Hoffnungslosigkeit durchlebt und angenommen werden. Danach erfolgt die Erkenntnis, dass es jederzeit möglich ist, dem Leben einen neuen Sinn zu verleihen. Und dieser Sinn kann darin liegen, sich auf den Weg zum Wunschkind zu machen, indem man diagnostische und therapeutische Möglichkeiten in Anspruch nimmt. Oder indem die Kinderlosigkeit voll und ganz akzeptiert wird, wenn man die quälenden Sehnsüchte loslassen und Raum schaffen kann für eine neue erfüllende Erfahrung. Die meisten Paare aber entscheiden sich – zu Recht – für den Weg zum Wunschkind, weil es dank moderner Medizin möglich ist, dem Wunschkind „auf die Sprünge" zu helfen. Für viele ist dies nun also der neue Sinn: den Weg zum Wunschkind zu gehen, mit allen Konsequenzen.

Der Kinderwunsch – eine Belastung für die Partnerschaft

Erfüllt sich der Kinderwunsch nicht von alleine, so belastet dies auch immer die Beziehung. Allein die Erkenntnis, dass es mit dem Wunschkind nicht klappt, kann ein Paar entzweien – dann nämlich, wenn einer diese Tatsache nicht wahrhaben möchte. Oft sind es die Männer, die abwiegeln: „Ach was, mach dir keinen Kopf", „Sei nicht hysterisch", „Es wird schon werden mit dem Kind", „Hab Geduld", „Lass uns weiterüben …" sind Aussagen, die zwar ihre Berechtigung haben mögen, die den Partner aber kränken. Denn in ihnen drückt sich aus, dass der eine die Empfindungen des anderen Partners nicht ernst nimmt. Selbst wenn objektiv noch genügend Zeit zum „Üben" ist, so sollte die Sorge „Du, ich glaube, bei uns stimmt was nicht" immer ernst genommen werden.

Nicht in jeder Beziehung ist es selbstverständlich, offen über Sexualität und Fruchtbarkeit zu sprechen. Das Eingeständnis, dass das Kind nicht kommen will, betrifft immer beide Partner. Die Realität sieht leider oftmals anders aus. Da macht sich der eine Partner – meistens die Frau – schon seit Wochen Gedanken über die ausbleibende Schwangerschaft, während der andere Partner keinen einzigen Gedanken daran verschwendet.

Je nachdem, wie stark die Sehnsucht nach einem Kind sein mag, nimmt jeder das Ausbleiben der Schwangerschaft anders wahr. Der Partner mit der größeren Sehnsucht wird fast immer als Erster hellhörig, wenn sich keine Schwangerschaft einstellen mag. Er ist es dann auch, der das Thema zur Sprache bringt. Und dann zeigt sich, wie der andere darauf reagiert.

Viele Frauen klagen, dass ihre Männer sie und ihre Bedenken nicht ernst nehmen und noch warten wollen, ob es mit dem Schwangerwerden nicht doch noch von alleine klappt. Sie erleben, dass ihr Partner bei diesem Thema regelrecht abblockt und seine Dringlichkeit ganz anders einschätzt. Bis das Paar dann beschließt, sich medizinische Unterstützung zu holen, vergeht dann manchmal viel Zeit. Und diese Zeit ist meist angefüllt mit Streitereien, Vorwürfen, Enttäuschungen, Verletzungen. Unverständnis macht sich zwischen den Partnern breit.

Fallbeispiel: Frau M. kam genau in solch einer Situation zu mir. Ihr Mann weigerte sich vehement, die ungewollte Kinderlosigkeit als endgültig zu betrachten und wenigstens zur Abklärung ein Spermiogramm machen zu lassen, während sie sich schon hatte untersuchen lassen: ohne Befund. Sie klagte, ihr Mann würde nicht verstehen, dass sie sich Sorgen mache und warum sie ihn so drängte, ebenfalls zum Arzt zu gehen. Seiner Meinung nach sei sie hysterisch und würde die Sache völlig überbewerten. Insgeheim, so meinte sie, hätte er Angst vor einem Spermiogramm, schließlich wäre ja bei ihr nichts Auffälliges entdeckt worden. Jetzt konnte es wohl nur an ihm liegen, wenn es mit dem Kind nicht klappte. Aber irgendwie würde er sich schämen, dies zuzugeben, und er sei vor allem wohl nicht bereit, die „Peinlichkeit" auf sich zu nehmen, sein Sperma abzugeben. Da Frau M. die Ängste ihres Mannes wahrnehmen konnte, machte ich ihr verständlich, dass es auch ihr Einfühlungsvermögen benötigte, um seine Ängste aufzufangen, damit sie den nächsten Schritt miteinander gehen könnten. Nur mit Liebe und Verständnis konnten sich Frau M. und ihr Mann wieder einander annähern. Da sie den ersten Schritt schon getan hatte, brauchte Herr M. den Rückhalt seiner Frau, bis er bereit war, ebenfalls seinen ersten Schritt in Richtung Wunschkind zu gehen. Dies gelang dann doch schon bald ganz problemlos. Das Loslassen von Vorwürfen und gegenseitigen Verletzungen half, die Ängste zu zerstreuen und den Weg zu bereiten, miteinander auf das Wunschkind zuzugehen.

Aber nicht nur am Anfang des medizinisch unterstützten Weges zum Wunschkind stehen wichtige Auseinandersetzungen innerhalb der Partnerschaft an, denen sich jedes Paar stellen muss. Sobald das Paar einen Spezialisten aufgesucht hat und der Grund für die Sterilität herausgefunden ist, ist es wichtig zu akzeptieren, dass es so ist. Und genau in dieser Phase kommt es häufig noch mal zu heftigen Kontroversen innerhalb der Partnerbeziehung, weil dann oft eine ganze Flut an Schuldzuweisungen, Schuldgefühlen, Anklagen und Vorwürfen im Raum steht und ein harmonisches Miteinander unmöglich macht.

„Wegen dir können wir kein Kind bekommen!" Dieser Satz ist heftig und schmerzt ungemein. Aber im Streit oder aus der tiefen Enttäuschung über die ungewollte Kinderlosigkeit heraus kann einem so etwas schon mal in einem unbedachten Moment herausrutschen. Genauso quälend und belastend

sind all die Grübeleien, die in dieser Situation im Inneren der meisten Frauen nagen, sie wälzen Probleme, die die Partnerschaft überschatten.

„Hätten wir doch nur damals …"

„Wenn du dieses oder jenes nicht getan hättest …"

„Wären wir doch nur früher auf die Idee gekommen, ein Kind zu bekommen …"

„Warum hast du damals Nein gesagt, als ich das erste Mal von einem Kind gesprochen habe?"

„Du wolltest ja unbedingt diese gut bezahlte Stelle haben, und jetzt klappt es nicht …"

„Hätte ich mir doch bloß einen anderen gesucht …"

Viele Frauen stellen in ihrer Enttäuschung Kausalitäten her, die mit dem eigentlichen Kinderwunsch nichts zu tun haben. Der Mensch sucht bei Problemen dringend nach einer Erklärung und nach jemandem, dem er die vermeintliche Schuld geben kann. Natürlich kann diese Schuld auch „dem ungerechten Leben", „dem Schicksal" oder „dem bösen lieben Gott" zugeschoben werden.

Die meisten machen aber konkrete Situationen für ihr Dilemma verantwortlich. Besonders quälend sind Schuldgefühle. Viele Frauen suchen bei sich selbst die Schuld und verdammen sich, verurteilen sich für ihre Unfähigkeit, ein Kind zu bekommen, sie verdammen die Umstände, die für die Sterilität verantwortlich sind, oder fühlen sich schuldig, weil sie den Partner für die ungewollte Kinderlosigkeit verantwortlich machen und dabei genau wissen, dass dies nichts bringt, aber es trotzdem tun, um den eigenen Schmerz auf jemand anderen abzuwälzen. Der Teufelskreis aus Schuld, Schuldzuweisung und Schuldgefühlen kursiert unaufhörlich. Selbst banalste Handlungen in Vergangenheit und Gegenwart, familiäre Dispositionen, unterlassene Tätigkeiten oder Aktionen, die Strafe Gottes oder schlechtes Karma werden bemüht in dem Verlangen, einen Zusammenhang zwischen Schicksal und Kinderlosigkeit zu finden.

Wer schon einmal in jungen Jahren eine Abtreibung hat vornehmen lassen und nun kein Kind bekommen kann, plagt sich ganz besonders mit Schuldgefühlen. Die Selbstanklagen hören sich dann oft so an: „Wenn ich das doch nur nicht getan hätte. Jetzt ist es die Strafe Gottes, dass ich unfruchtbar bin."

Fallbeispiel: An das Schicksal von Frau K. kann ich mich noch gut erinnern. Sie hatte in jungen Jahren ein sehr ausschweifendes Leben geführt und tatsächlich drei Abtreibungen hinter sich. Mittlerweile hatte sie ihr Leben komplett verändert, hatte einen Partner an ihrer Seite und führte ein ganz normales, geregeltes Leben. Ihre Abtreibungen lagen ihr schwer auf der Seele. Sie schämte sich für ihr früheres Leben und empfand ihre Kinderlosigkeit nun als gerechte Strafe. Ihr Selbsthass war so groß, dass Körper und Seele einfach komplett streikten und ihr das Mutterwerden „verwehrten". Ich riet ihr zu einer psychologischen Therapie, mit der sie das Trauma ihrer Jugend aufarbeiten sollte, und machte ihr Mut, sich mit ihrem Leben positiv auseinanderzusetzen, sich selbst zu verzeihen und zu erkennen, dass man sich jederzeit neu im Leben entscheiden kann. Es würde einige Zeit brauchen, bis sie sich wieder selbst würde lieben können und den Prozess der Selbstvergebung in sich wirken zu lassen. Frau K. wollte sich auf den Weg zu sich selbst machen. Ich habe leider nichts mehr von ihr gehört, da sie nur einmal bei mir war, weiß aber, dass sie sich therapeutische Hilfe gesucht hat.

Fallbeispiel: Frau S. hatte ein ganz ähnliches Problem. Sie glaubte erstens, dass sie in früheren Leben sehr böse gewesen war und nun ein schlechtes Karma mit ins Leben brachte, das es ihr verbat, glücklich zu sein und Mutter zu werden, und dass es zweitens in ihrer Familie viele kinderlose Frauen gab. Sie folgerte daraus, dass ein Fluch auf der gesamten Familie liegen müsse. Da ihr Mann von all dem nichts hielt, ihr vorwarf, unfähig zu sein, Mutter zu werden, und ihre Theorien als kompletten Unsinn abtat, hatte sie nicht nur ihre eigenen Schuldgefühle zu tragen, sondern musste auch noch mit den Beschuldigungen leben.

In solch verzwickten Fällen ist es manchmal ratsam, mit einer systemischen Familienaufstellung Ordnung in die verworrenen familiären Verhältnisse zu bringen und sich positiv damit auseinanderzusetzen, um nicht in negativen Glaubensmustern, belastenden spirituellen oder religiösen Überzeugungen oder anderen Dogmen verstrickt zu leben.

An diesem Punkt möchte ich noch einmal auf viele unbedachte Sprüche eingehen, die Menschen zusätzlich belasten und wenig hilfreich sind. Dazu gehört jede Art von Angstmacherei, seien sie religiöser oder philosophischer Art oder wie auch immer geartet. Flüche, Verwünschungen, geistige Besetzungen, ein strafender Gott, schlechtes Karma, Auraverstopfungen, der böse Blick, der Teufel, energetische Belagerungen oder was auch immer sind Ungeheuerlichkeiten, die leider immer häufiger im Gedankengut moderner Menschen verankert sind und nur schlechte Gefühle und Gedanken verursachen. Solche Aussagen produzieren Schein-Kausalitäten, die es nicht gibt! Sie produzieren darüber hinaus massive Ängste und Schuldgefühle.

Diese Ängste und Schuldgefühle sind dann leider sehr wohl existent und müssen mit viel Liebe, Selbstliebe und Einfühlungsvermögen aufgelöst werden. Tun Sie sich so etwas nicht an! Was auch immer an Sie herangetragen wird und was Sie selbst als Auslöser Ihres Schicksals empfinden mögen, denken Sie immer daran: Sie tragen stets die Kraft der Liebe und Vergebung in sich, um sich von allem zu befreien, was Sie seelisch und geistig belasten mag!

Niemand hat Schuld! Niemand! Weder Sie noch das Leben noch Gott oder die Welt oder irgendeine Glaubensrichtung, die Ihnen Angst machen will. Wenn kein Kind in Ihr Leben treten will, dann ist dies einfach im Augenblick so. Es mag ein medizinischer Grund vorliegen, also ein körperliches Problem, das Sie im Moment nicht schwanger werden lässt, oder es gibt einen anderen, „tieferen" Grund – das Seelische und das Geistige bleiben immer ein Geheimnis, das sich nie wirklich allumfassend ergründen lässt. Was auch immer der Grund dafür sein mag, dass gerade kein Kind kommen will, dürfen Sie nie außer Acht lassen, dass es immer auch einen Weg zu einem Kind gibt. Machen Sie sich auf diesen Weg zu Ihrem Wunschkind. Menschen wie ich sind an Ihrer Seite und begleiten Sie.

Auf diesem Weg können immer wieder Partnerschaftskonflikte entflammen. Sei es, dass Sie sich nicht einig sind, welcher Weg der richtige für Sie ist, auch wenn Sie sich medizinischen Rat geholt haben, oder sei es, dass plötzlich noch andere Hindernisse auftauchen und Faktoren in Ihrem Leben wichtig werden, mit denen Sie nicht gerechnet haben.

Auch wenn Sie auf dem Weg zum Wunschkind sind und diesbezüglich einiges ausprobieren, geht das Leben weiter. Viele verschiedene Krisen können Ihren Weg kreuzen und Ihre Herzenspläne ins Hintertreffen geraten lassen. Arbeitslosigkeit, Krankheit, der Tod eines Familienmitglieds oder andere Schicksalsschläge stellen zusätzliche Herausforderungen dar, die es unabhängig von Ihrem Kinderwunsch zu meistern gilt.

Denken Sie daran, dass es ganz normal ist, wenn Sie sich als Paar nicht immer einig sind. Dass der Weg zum Wunschkind auch eine Belastungsprobe für die Beziehung sein kann, bedeutet aber nicht, dass es immer zu Unstimmigkeiten kommen muss. Sich von vornherein darüber im Klaren zu sein, birgt in sich die Chance, konstruktiv mit Differenzen umzugehen, falls Sie auftauchen. Besonders wichtig sind gegenseitiges Verständnis, ein offenes Gespräch und auch viel Geduld miteinander, um die Ängste, die Sorgen, die Kümmernisse und die

Niemand hat Schuld – weder Sie noch das Leben noch Gott oder die Welt. Wenn kein Kind in Ihr Leben treten will, dann ist das – zumindest im Augenblick – einfach so.

Scham des Partners aufzufangen, um Schuldgefühle zu verarbeiten und zu verstehen, dass man dem anderen keine Vorwürfe machen kann. Das ist oft einfacher gesagt als getan, und so kann es sein, dass es trotz aller Umsicht zu Missverständnissen kommt.

Suchen Sie sich Hilfe, wenn Sie mit Ihrem Partner in einer Sackgasse stecken. Gespräche, die von sensiblen Mediatoren geleitet werden, sind unumgänglich, wenn Sie alleine nicht mehr weiterkommen.

Gesellschaftliche Ächtung und Geheimniskrämerei

Kein Kinderwunschpaar offenbart sein Schicksal, keine Kinder bekommen zu können, steril zu sein, der Öffentlichkeit. Steril sein ist ein Tabu. Niemand darf es wissen, niemand darf auch nur ahnen, dass man deswegen zum Arzt geht und sich behandeln lässt.

In manchen Familien herrscht deswegen schlichtes Schweigen. Das Paar ist ganz auf sich alleine gestellt. Nicht einmal die engsten Familienangehörigen wissen Bescheid. Und nicht selten wird diese Tatsache zu-

sätzlich zur Belastungsprobe. Fast immer muss alles, aber auch wirklich alles, was mit dem Kinderwunsch zu tun hat, verheimlicht werden. Es müssen Lügengeschichten konstruiert werden, um Arzttermine und Behandlungszeiten glaubhaft mit angeblichen anderen Terminen zu tarnen. Gefühle und Enttäuschungen, Ängste und Sorgen müssen unterdrückt und überspielt werden. Und nicht selten spielen Kinderwunschpaare das reinste Theater, wenn es darum geht, Heiterkeit und Gelassenheit zu demonstrieren und unsäglich nervigen Fragen, wann es denn endlich mit dem Nachwuchs so weit sei, aus dem Weg zu gehen, solch heikle „Klippen" zu umschiffen und mit harmlosen Belanglosigkeiten zu beschwichtigen.

Nichts kann schmerzhafter sein, als die engsten Verwandten belügen zu müssen und dem ständigen Druck, manchmal sogar Spott, der Angehörigen ausgesetzt zu sein. „Na, wollt ihr denn nicht mal ans Kinderkriegen denken? Nehmt euch ein Beispiel an ..." Haben Sie diesen Satz so oder so ähnlich schon einmal gehört? Oft sind es fruchtbare Brüder und Schwestern, die als leuchtendes Beispiel auf einen Sockel gestellt werden. Mit unsensibler Ahnungslosigkeit stechen die eigenen Eltern oder Geschwister auch noch in die offenen Wunden.

Die Betroffenen beißen bitter die Zähne zusammen, denn um nichts in der Welt will man auch noch die Angehörigen verunsichern und mit den eigenen Problemen belasten. Außerdem möchte man sich schützen vor gut gemeinten, doch unqualifizierten Ratschlägen, vor Einmischung, Mitleid und aufdringlicher Hilfsbereitschaft. Die Verwandten auch noch trösten zu müssen wegen des eigenen Schicksal, ist dann doch ein Ding der Unmöglichkeit.

Vor allem die eigenen Eltern sollen geschont werden. Man möchte ihnen nicht zumuten, Schuldgefühle zu entwickeln, und möchte sie schützen vor dem Gedanken, selbst etwas falsch gemacht zu haben. Es gibt durchaus Eltern, die sich selbst die Schuld geben an der Sterilität ihrer Kinder. Oder sich die Schuld geben könnten. Allein dem vorzubeugen, gilt das Totschweigen der Sterilität. Geschwister, Freunde und weitläufige Verwandte werden ebenso wenig eingeweiht. Zu groß ist die Angst vor Unverständnis, vor Spott oder dummen Bemerkungen.

Und noch ein weiterer Faktor spielt eine Rolle, wenn ein Paar nicht über seine Kinderlosigkeit vor anderen Menschen sprechen möchte: Keiner gibt gerne sein Intimleben preis. Es ist wie das Eingeständnis der eigenen Unfähigkeit, ein Kind zeugen oder empfangen zu können. Niemand soll von diesem Scheitern wissen. Niemand soll teilhaben an dieser vermeintlich großen Inkompetenz im Leben.

Sollte das Verhältnis zwischen den eigenen Eltern und einem selbst nicht optimal sein, so schützt sich ein Paar sowieso und trägt Probleme nicht nach außen. Das gilt auch dann, wenn die Beziehung zum „sterilen Partner" angeknackst ist.

Fallbeispiel: Frau C. war ganz verzweifelt. Nicht nur, dass die Kinderlosigkeit vornehmlich an ihrem Partner lag. Außerdem konnten ihre Eltern ihren Mann nicht leiden. Sie ließen keine Gelegenheit aus, ihr zu sagen, für was für einen Versager sie ihn hielten. Nun, da er auch beim Kindermachen ein „Versager" war, belastete dieser Gedanke Frau C. schwer. Einerseits hielt sie fest zu ihrem Mann, andererseits schlichen sich auch hin und wieder Zweifel ein, ob ihre Eltern nicht doch recht hätten. Ein ungutes Gefühl ihren Eltern gegenüber und massive Schuldgefühle belasteten sie und überschatteten die Kinderwunschbehandlung. Auf keinen Fall durften ihre Eltern von der Sterilität ihres Mannes erfahren. Sie verheimlichte die komplette Kinderwunschbehandlung vor ihnen. Auch als Frau C. mithilfe einer künstlichen Befruchtung schwanger wurde, verschwieg sie ihren Eltern, wie ihr Weg zum Wunschkind ausgesehen hatte. Offiziell ist dieses Kind auf natürlichem Weg entstanden. – So wie Frau C. geht es vielen Paaren.

Eine weitere Hürde ist der Arbeitgeber der betroffenen Frauen. Keine einzige Frau, die ich bisher auf dem Weg zum Wunschkind begleitet habe, hat vorher mit ihrem Arbeitgeber über das Thema unerfüllter Kinderwunsch gesprochen, was ja auch verständlich ist. Schließlich fürchtet jede Arbeitnehmerin, dann auf der potenziellen „Abschussliste" zu stehen. Die Frage lautet dann auch immer: Was ist, wenn es doch nicht mit dem Kind klappt? Dann bin ich vielleicht den Job los, weil niemand eine Frau im Betrieb haben will, die ein Kind plant und dann aus dem Berufsleben ausscheidet.

Viele ängstigen sich diesbezüglich sehr, dass der Arbeitgeber doch etwas von ihren Bemühungen, schwanger zu werden, mitbekommt, dass sie dann gemobbt werden oder dass ihnen gekündigt wird.

Die Angst ist also ein steter Begleiter – bei jedem Termin und jeder Aktion rund um den Kinderwunsch. Arbeitende Frauen müssen ihre Arzttermine und Termine zur künstlichen Befruchtung meiner Erfahrung nach fast immer tarnen, oftmals mit einem sehr schlechten Gewissen, denn vielen Frauen fällt es schwer zu lügen, weil sie es eigentlich nicht mit ihrem Gewissen vereinbaren können und ihnen die Unwahrheit schwer auf der Seele lastet. Die Frauen opfern für die Behandlung auch fast immer ihre kostbaren Urlaubstage. Was wieder weitere Lügen nach sich zieht, denn dann müssen sie auch noch im Kollegenkreis schwindeln und von einem Urlaub erzählen, der nie stattgefunden hat.

Fallbeispiel: Frau H., eine Angestellte in einem kleineren Unternehmen, war so gestresst von den Lügengeschichten, dass sie gar nicht mehr zur Ruhe kam. Als sie bei mir war, zitterte sie stark, während sie mir ihre Geschichte erzählte. Ihr Gewissen plagte sie so sehr, dass sie nachts nicht mehr schlafen konnte. Sie hatte Angst, dass jemand sie zum Frauenarzt würde gehen sehen, zufälligerweise. Und sie hatte Angst, dass sie sich verplappern würde bei all den Lügenkonstruktionen, die sie für ihre Kolleginnen und für den Chef erfand. Nachdem zwei ihrer künstlichen Befruchtungsversuche gescheitert waren, war sie nervlich am Ende, hatte kaum noch Urlaubstage übrig für erneute Termine und musste einige Zeit pausieren, um sich von den Heimlichtuereien zu erholen. Sie fühlte sich wie eine Betrügerin und konnte sich selbst nicht mehr leiden. Ich konnte sie überzeugen, dass es wichtig ist, ganz knallhart Prioritäten zu setzen.

Es gibt keine andere Alternative, als die Tatsachen zu verschweigen, wenn man sonst um seinen Job fürchten muss. Das ist zwar hart zu wissen, aber es geht allen Frauen auf dem Weg zum Wunschkind so. Unsere Gesellschaft ist noch nicht so weit, sich darauf einzustellen, dass es immer mehr sterile Paare geben wird, ihre Not zu erkennen und ernst zu nehmen und ihnen wirklich zur Seite zu stehen. Auf dem Arbeitsmarkt sieht es da nicht besser aus. Hier hilft nur, selbstbewusst seinen Weg zu gehen in der Gewissheit, dass man nichts Falsches macht, sondern nur sich selbst schützt, weil es nicht anders geht. Heimlichtuereien sind reine Notwehr! Einer berufstätigen Frau auf dem Weg zum Wunschkind bleibt nichts anderes übrig, als von dieser Notwehr Gebrauch zu machen.

Die Themen Sterilität, künstliche Befruchtung und Kinderlosigkeit werden gesellschaftlich sehr kontrovers diskutiert. Das war schon so, als diese Möglichkeit zum ersten Mal zur Diskussion stand, und es ist leider immer noch nicht besser geworden. Der Staat, die Kirchen, die öffentliche Meinung – jeder vertritt ein anderes Menschenbild und versucht, über Gesetze, über Unverständnis, über Verurteilung und Gängelung auf Kinderwunschpaare Einfluss zu nehmen. Deutschland gehört hierbei zu einer Nation mit den restriktivsten Gesetzen. Vor allem Ärzte sind durch das deutsche Embryonenschutzgesetz in ihrer Handlungsweise stark eingeschränkt, dürfen sterilen Paaren nur im Rahmen dieses Gesetzes weiterhelfen und müssen allen anderen Paaren, denen nichts anderes übrig bleibt, als andere Wege zum Wunschkind einzuschlagen, die Hilfe verweigern, sonst droht ihnen eine Klage. Wer als Arzt Kinderwunschpaaren dennoch hilft, handelt illegal und wird zurzeit tatsächlich juristisch verfolgt. Selbst eine Ultraschalluntersuchung für eine Frau, die sich im Ausland ihren Kinderwunsch erfüllen muss oder will, gilt schon als Straftat. Die im Augenblick laufenden Klagen seitens der Staatsanwaltschaft verschlimmern die Lage noch. Fast kein Arzt traut sich mehr, den Paaren, die ins Ausland gehen, zu helfen.

Reihenweise wurden und werden Patienten von der Polizei zur Vernehmung vorgeladen, die mithilfe der Reproduktionsmedizin im Ausland ein Kind bekommen haben. Angeklagt sind ihre deutschen Frauenärzte, die mit den Ärzten im Ausland kooperiert haben. Den betroffenen Patienten droht zwar keine Klage, aber die Unannehmlichkeiten sind immens, weil sie in den Verhandlungen intime Fragen beantworten müssen.

Für alle Beteiligten stellt diese Tatsache eine Kränkung dar. Für die Ärzte sind die Klagen ein Affront ihrer medizinischen Ethik, für Patienten da zu sein und ihnen die bestmögliche Behandlung angedeihen zu lassen, und sei es eben eine Behandlung, die aufgrund der anderen Gesetzeslage nur im Ausland möglich ist. Für die betroffenen Paare ist es ein Schlag ins Gesicht, von der Polizei vorgeladen zu werden und ihr Intimleben offenbaren zu müssen. Außerdem müssen sie sich um alle Belange rund um den Kinderwunsch selbst kümmern. Dies ist lächerlich im Angesicht der Tatsache, dass es um mehrere Hundert Kinder geht, die ohne die moderne Reproduktionsmedizin im Ausland nicht auf der Welt wären. Jedes Kind, das sozusagen „illegal" im Ausland entstanden ist, stellt also juristisch gesehen einen „Schaden" dar – in der Auslegung des deutschen Embryonenschutzgesetzes. Das muss man sich mal auf der Zunge zergehen lassen!

Diese Tatsache ist unfassbar, aber dennoch existent. Im Augenblick sind mindestens 50 deutsche Frauenärzte wegen Verstoß des deutschen Embryonenschutzgesetzes angeklagt, nur aufgrund dessen, dass sie mit dem Ausland kooperiert haben, ohne selbst reproduktionsmedizinische Maßnahmen vorgenommen zu haben. Diese Maßnahmen, also die künstlichen Befruchtungen, werden nämlich ausschließlich im Ausland getätigt. Die betroffenen Paare reisen dazu in benachbarte Länder oder weiter weg. Selbst der Hinweis eines Frauenarztes, dass im Ausland aufgrund der anderen Gesetzeslage bessere Möglichkeiten bestehen, den Kinderwunsch auf medizinischem Wege wahr werden zu lassen, wird schon juristisch verfolgt.

Das alles ist ein Armutszeugnis und eine Schande für ein Land, das offiziell den Kindermangel beklagt, aber an Gesetzen festhält, die mittlerweile untragbar geworden sind. Im Augenblick kann ich persönlich nur allen betroffenen Paaren Mut machen, sich dennoch nicht von ihrem Weg abbringen zu lassen. Und wenn es sein muss, ganz in Eigenregie.

Kommt eine künstliche Befruchtung infrage?

Diese Frage sollten Sie sich erst nach einer ausführlichen Diagnostik bei einem Spezialisten für Reproduktionsmedizin stellen. Viele Frauenärzte bieten eine Kinderwunschsprechstunde an. Dort sind Sie mit Ihren Sorgen und Ängsten gut aufgehoben, werden medizinisch betreut, können Ihre Sterilität differenziert diagnostizieren lassen und werden beraten, welcher Weg für Sie der richtige sein kann. Manche Frauenärzte führen innerhalb ihrer Kinderwunschsprechstunde auch künstliche Befruchtungen durch oder zumindest Inseminationen – dabei wird das männliche Sperma aufbereitet und direkt in die Gebärmutter der Frau eingebracht. Bedenken Sie dabei, dass alle deutschen Frauenärzte und Reproduktionsmediziner sowie alle entsprechenden deutschen Institute dem deutschen Embryonenschutzgesetz unterliegen und nur im Rahmen dessen agieren können.

Wer ins Ausland gehen will oder muss, weil dort die Chancen besser sind oder weil sein Kinderwunsch sich nur dort erfüllen lässt – dies gilt zum Beispiel für eine Eizellspende –, sollte sich gleich direkt an ein ausländisches Institut wenden. Sie können sich also auch direkt an ein entsprechendes Reproduktionsinstitut wenden, um dort dann auch gleich eine künstliche Befruchtung vornehmen zu lassen, falls dies erforderlich sein sollte. Lassen Sie auf jeden Fall abklären, ob die Sterilität von Ihnen oder Ihrem Partner ausgeht oder Sie beide betrifft. In vielen Fällen sind beide Partner betroffen. Es gibt aber auch etliche Paare, bei denen keine medizinische Ursache für den unerfüllten Kinderwunsch gefunden werden kann.

Eine immer bedeutendere Rolle spielt im Hinblick auf eine künstliche Befruchtung das Alter der Frau. Immer mehr Paare entschließen sich erst in späteren Lebensjahren, sich ihren Kinderwunsch zu erfüllen. Während es für Männer immer möglich ist, ein Kind zu zeugen – soweit genügend bewegliche und gesunde Spermien vorhanden sind–, nimmt die weibliche Fruchtbarkeit von Jahr zu Jahr kontinuierlich ab. Ab dem 40. Lebensjahr sind die Aussichten, ein eigenes Kind auf natürlichem Wege zu bekommen, schon sehr eingeschränkt. Oft ist dann die

künstliche Befruchtung der einzige Weg zu einem Kind. Ausnahmen bestätigen allerdings auch hier die Regel.

Sehr viele Kinder, die von „späten Müttern" geboren sind, verdanken ihrem Leben einer Eizellspende. Als Kinderwunschbegleiterin habe ich schon etliche Schwangerschaften miterlebt, die es ohne Eizellspende nie gegeben hätte. Eizellspendenkinder sind keine Seltenheit mehr. Der gesellschaftliche Wandel bringt diese Handhabe mit sich, ob man sich nun innerlich dagegen auflehnen mag oder nicht. Eine gute Ausbildung, berufliches Fortkommen und ein Kind in jungen Jahren, das ist für junge Frauen immer noch nicht miteinander vereinbar, abgesehen davon, dass der geeignete Partner oft noch nicht gefunden ist, mit dem frau ein Kind gemeinsam erziehen will und kann. Biologisch vorgesehen und eigentlich wünschenswert sind frühe Schwangerschaften, aber die moderne Gesellschaft in den Industrienationen ist leider nicht in der Lage, den Trend zur späten Schwangerschaft aufzuhalten oder ihm etwas entgegenzusetzen, indem sie die äußeren Bedingungen für Familien erleichtert. Vor allem Akademikerinnen sind deshalb potenzielle Eizellspenden-Mütter. Da die Eizellspende in Deutschland nach wie vor verboten ist, müssen betroffene Paare dafür ins Ausland reisen. Der „Eizelltourismus" ist mittlerweile an der Tagesordnung und eine Tatsache, die niemand mehr verdrängen kann. Und eine Eizellspende ist ohne künstliche Befruchtung nicht machbar.

Sollten Sie also zu den „späten oder sehr späten Paaren" gehören, ist es ratsam, sich ganz behutsam an den Gedanken zu gewöhnen, eventuell eine Eizellspende in Betracht zu ziehen. Lassen Sie sich auch diesbezüglich kompetent beraten, am besten gleich im Ausland, denn deutsche Ärzte unterliegen auch hierbei der deutschen Gesetzeslage und machen sich strafbar, wenn sie Ihnen zur Seite stehen.

Gemeinsam mit dem Spezialisten für Kinderwunsch erörtern Sie die verschiedenen individuellen Behandlungsmethoden, die für Sie infrage kommen. Das bedeutet, dass der Arzt Ihnen einen oder verschiedene Wege zum Wunschkind vorschlägt und Ihnen ebenso erklärt, was damit alles auf Sie zukommen wird, angefangen von medizinischen Vorbereitungen und Behandlungen bis hin zum Kostenfaktor. Nun liegt es an Ihnen, sich mit den Möglichkeiten auseinanderzusetzen und für sich abzuklären, ob Sie gemeinsam diesen Weg gehen wollen und welche Richtung Sie dabei einschlagen werden.

Klären Sie ab, welche Behandlungsmethoden für Sie infrage kommen, welchen Weg Sie gehen wollen und beschreiten sie ihn dann nach reiflicher Überlegung gemeinsam mit Ihrem Partner.

Lassen Sie sich genügend Bedenkzeit, wenn Sie sich nicht einig sind. Denn an dieser Stelle werden die Weichen zum Wunschkind gestellt. Beide Partner sollten den vorgeschlagenen Weg für gut und richtig halten und bereit sein, ihn gemeinsam zu beschreiten. Seien Sie sich bewusst, dass Sie diese Entscheidung gemeinsam treffen und auch die Konsequenzen miteinander tragen. Sollte einer von Ihnen Zweifel hegen, dann scheuen Sie sich nicht, den Arzt noch einmal darauf anzusprechen. Dies gilt vor allem dann, wenn Sie medizinische Fragen haben, nicht genau wissen, was an Behandlungen auf Sie zukommt und wie Sie die Behandlung körperlich und seelisch verkraften werden.

Suchen Sie sich psychologische Hilfe, wenn Sie nicht wissen, was Sie tun sollen und sich uneins sind, was Ihr weiteres Vorgehen moralisch und ethisch betrifft, und ob Sie eine künstliche Befruchtung überhaupt wollen. Dies ist vor allem dann ratsam, wenn Sie Angst vor einer Entscheidung haben und vor den seelischen Strapazen, die jetzt auf Sie zukommen. Aber auch wenn Sie finanzielle Probleme haben und nicht wissen, wie die künstliche Befruchtung finanziert werden soll, sollten Sie klären, ob der Weg der künstlichen Befruchtung der richtige für Sie ist und wie Sie die finanzielle Angelegenheit klären.

Fallbeispiel: Das Paar M. war ein typisches Kinderwunschpaar mit wenig finanziellen Ressourcen. Sie waren beide noch jung und wünschten sich von Herzen ein Kind. Die Sterilität lag eindeutig bei Herrn M. Eine künstliche Befruchtung war unumgänglich, zumal das Paar die günstigere Variante der Samenspende – die in Deutschland für verheiratete Paare erlaubt ist – ablehnte. Sie wollten ein eigenes Kind und dafür die moderne Reproduktionsmedizin in Anspruch nehmen. Gemeinsam recherchierten sie im Internet, dass die Aussichten auf eine Schwangerschaft mit einer Behandlung an einem ausländischen Institut weitaus höher waren als in Deutschland. Allein die Tatsache, dass in Deutschland nicht alles, was inzwischen medizinisch machbar ist, gesetzlich erlaubt ist, lässt die Chance, schwanger zu werden, steigen, wenn man die größere Behandlungsvielfalt im Ausland in Anspruch nimmt.

Sie wussten aber gleichzeitig auch, dass die Kosten im Ausland für eine Behandlung höher sind, wenn man die optimalen Verfahren der Reproduktionsmedizin in Anspruch nimmt. Nach einigem Hin und Her überwanden sie ihre Scham und sprachen bei ihren Eltern vor, um sich von ihnen das Geld für die Behandlung zu leihen. Ich begleitete die Frau während der Phase des Versteckspiels. Einerseits wünschte das Paar, dass niemand von ihrem Dilemma erfuhr. Andererseits wussten sie, dass ihre Eltern ihnen finanziell helfen konnten. Da beide ein gutes und harmonisches Verhältnis zu ihren Eltern hatten, ermutigte ich sie, bei ihnen vorzusprechen. Glückli-

cherweise hatten beide Elternpaare großes Verständnis. Das Paar konnte aufatmen und die gewünschte Behandlung in Anspruch nehmen. Die werdenden Großeltern waren froh, ihren Kindern auf diese Weise beistehen zu können. Gleich der zweite Versuch war erfolgreich, und nach ein paar Jahren konnte sich das Paar den Kinderwunsch noch einmal erfüllen, dieses Mal aus eigener finanzieller Kraft, da der Mann mittlerweile ganz gut verdiente.

Die seelischen Strapazen einer künstlichen Befruchtung

Dass eine künstliche Befruchtung vor allem für die betroffenen Frauen körperlich sehr aufzehrend und anstrengend sein kann, ahnen viele Kinderwunschpaare. Wenn sie dann aber mittendrin stecken und spüren, wie sich ihr Körper durch die Hormongaben verändert und wie ihre Seele dabei ebenfalls leidet, fällt es jedem früher oder später schwer, ausgeglichen und ruhig zu bleiben.

Eine künstliche Befruchtung ist immer eine körperliche und seelische Gratwanderung. Zeiten der Hoffnung wechseln sich mit Zeiten

des Bangens ab. Einerseits sind viele Frauen beinahe euphorisch, weil die Chance auf ein Kind endlich in greifbare Nähe rückt. Andererseits reagieren sie mit großer Verunsicherung, weil sie Angst vor dem Scheitern haben. Wenn sich der Kinderwunsch nicht gleich beim ersten Versuch mithilfe der Reproduktionsmedizin erfüllt, dann festigt sich bei vielen Paaren eine negative Erwartungshaltung.

Die Angst vor dem erneuten Scheitern ist riesengroß. Ganz besonders fürchten sie den Bluttest am Ende der zwei Wochen nach Einsetzen des Embryos oder der Embryonen in die Gebärmutter. Dieser Test sagt aus, ob die Frau schwanger ist oder nicht. Steigt der sogenannte Beta-HCG-Wert, so kann man ziemlich sicher von einer Schwangerschaft ausgehen. Bleibt der Wert niedrig, besagt dies, dass keine Schwangerschaft vorliegt.

Das Ergebnis des Bluttests wird in der Regel telefonisch mitgeteilt. Wie oft habe ich schon diese schlimmen Momente erlebt, wenn es zu keiner Schwangerschaft gekommen ist. Die Enttäuschung hängt dann schwer in der Luft.

Die meisten Frauen kämpfen tapfer mit den Tränen und fühlen sich am Boden zerstört. Die Gewissheit, dass es nicht geklappt hat, drängt alles andere in den Hintergrund und lässt keinen Platz für Hoffnung. Die ganzen Strapazen waren umsonst. Viele empfinden diese Momente, als ob sich der Boden auftun würde, um sie zu verschlingen. Es macht dann auch keinen Sinn, gleich pragmatisch zu reagieren, wie es manche Männer gerne tun. „Dann versuchen wir es eben gleich noch einmal", ist ein gut gemeinter Vorschlag, der zwar Sinn macht, aber im Moment der tiefen Trauer nicht trösten kann. In diesen Augenblicken ist einzig Verständnis angebracht. Denn der Schmerz ist riesengroß. Die Hoffnung ist zerstört. Einfühlsame Menschen fühlen diesen Schmerz mit und zeigen Verständnis. Oft ist dann jedes Wort zu viel. Sich in den Arm nehmen, festhalten, die Gefühle zulassen und annehmen sind in diesem Augenblick besser als Erklärungen oder tröstende Worte, selbst wenn sie Verständnis ausdrücken.

Verständnisvolle Worte sind erst der zweite Schritt. „Ja, ich verstehe dich. Auch wenn ich niemals wirklich werde nachempfinden können, was du durchmachst, so spüre ich deinen Schmerz. Ich bin da für dich." Dieses Verständnis tut gut und wiegelt nicht ab oder lenkt die Aufmerksamkeit auf neue Aktivitäten. Aber um aktiv werden zu können, muss man den Schmerz annehmen und loslassen. Dann ist wieder genügend Energie und Hoffnung da, um zu überlegen, wie es weitergehen soll.

Die meisten Paare benötigen mehr als einen Versuch, bis es endlich mit der Schwangerschaft klappt. Wer sich dies von vornherein klarmacht, ist nicht ganz so enttäuscht, wenn ein Versuch scheitert. Der Schmerz ist trotzdem vorhanden. Aber er kann dann auch schneller wieder losgelassen werden.

Als Kinderwunschbegleiterin sehe ich die Frauen meistens erst einige Zeit später, wenn die ersten Tage der Hoffnungslosigkeit nach einem gescheiterten Versuch vergangen sind. Dennoch kann ich in jedem Gesicht noch die Spuren der Verzweiflung erkennen. Nicht selten nehme ich die Frauen in die Arme.

Verständnis tut gut. Einfach da sein, mitfühlen und eine Schulter zum Anlehnen anbieten, sich in die Arme nehmen.

Es tut gut, einfach nur gehalten zu werden und sich verstanden zu fühlen. Und noch mal loszulassen, die letzten bitteren Reste des Frusts. Die Tränen dürfen dann auch gerne erneut fließen. Die Seele wird von allen Schmerzen reingewaschen. Erst danach kann langsam Heilung geschehen und die Frau kann sich behutsam für den weiteren Weg öffnen.

Die Kraft kehrt nur allmählich zurück, sammelt sich und erstarkt wieder, erhält wieder Hoffnung und Zuversicht. Nun kann es weitergehen. In die nächste Runde oder auf einem ganz neuen Weg.

Meine Aufgabe liegt also auch hauptsächlich darin, gescheiterte künstliche Befruchtungen zu begleiten und neue Kraft aufzubauen, damit sich ein Paar wieder bereit für neue Entscheidungen fühlt.

Innere und äußere Kraft gehören zusammen. Erst dann kann ein Paar willensstark die nächsten Schritte unternehmen, sich körperlich, seelisch wie auch finanziell für einen weiteren Versuch rüsten oder über eine neue Behandlungsweise auf dem Weg zum Wunschkind diskutieren.

Fallbeispiel: Frau R. hatte schon mehrere gescheiterte Versuche hinter sich. Jedes Mal bedeutete dies einen tiefen Absturz für sie und ihren Mann. Ich begleitete Frau R. bereits im dritten Jahr auf dem Weg zum Wunschkind. Das Paar hatte mit Inseminationen begonnen – ohne Erfolg, und so war der nächste Schritt, sich einer künstlichen Befruchtung im Reagenzglas zu unterziehen. Das Paar sammelte wieder Mut und kratzte Geld zusammen. Hoffnungsfroh schlugen sie den neuen Weg ein und sie waren sich ganz gewiss, dass es jetzt sicherlich klappen würde. Doch es klappte nicht. Danach war Frau R. erst einmal für einige Zeit so frustriert, dass sie viele Monate pausieren musste, bis sie wieder neuen Mut schöpfte. Dazwischen aber kam sie zu mir, weil sie sich mit meiner Hilfe von diesen zermürbenden Erfahrungen erholen wollte. Im Gespräch arbeiteten wir ihre Trauer auf. Wie bei vielen anderen Paaren bin ich schließlich die einzige „Anlaufstation", die Erleichterung verspricht. Bei mir kann man über alles reden, muss nichts verstecken oder geheim halten. Ich bin oftmals die einzige Person neben den Ärzten, die von der Sterilität und den künstlichen Be-

fruchtungen weiß und die Zeit hat für Gespräche sowie für regenerierende Heilbehandlungen. Frau R. tat meine Zuwendung gut, mit meiner Unterstützung schaffte sie es, nicht aufzugeben, sondern sich immer wieder aufs Neue hoffnungsvoll auf den Weg zu ihrem Wunschkind zu begeben. Und so klappte es dann auch endlich eines Tages, nachdem noch einmal eine Weiche ganz neu gestellt werden musste.

Vor allem Wartezeiten sind schwer auszuhaltende Zeiten auf dem Weg zum Wunschkind. Zwischen den Versuchen benötigt der Körper Zeit zur Regeneration, bis er dann für einen neuen Versuch bereit ist. Aber auch die Seele braucht ihre Zeit, um all die Hoffnungslosigkeit, die Trauer und Verzweiflung immer wieder aufs Neue zu verarbeiten. Nicht zuletzt sind da aber auch die bereits angesprochenen finanziellen Belastungen. Auch diese Hürde muss immer wieder gemeistert werden.

Oftmals zieht sich auch dadurch der Weg zum Wunschkind in die Länge. Nicht immer können die Kinderwunschpaare mit diesen Zeitverzögerungen umgehen. Schließ-

lich „tickt" bei manchen die Uhr, vor allem dann, wenn die Frau das 40. Lebensjahr schon überschritten hat und versucht, mit den eigenen Eizellen schwanger zu werden. Vielen Frauen liegen dann regelrecht die Nerven blank, wenn ein Versuch nach dem anderen scheitert. An solch einem Punkt ist es auf jeden Fall sinnvoll, den Weg zum Wunschkind kritisch zu überprüfen. Eventuell muss man sich mit dem Gedanken anfreunden, andere Methoden der Reproduktionsmedizin in Anspruch zu nehmen. Dies schließt zum Beispiel die Überlegung einer Samen- oder Eizellspende mit ein.

Weiterleben statt warten

Die meisten Frauen, die zu mir kommen, sind so mit dem Thema Kinderwunsch beschäftigt, dass sie ihr Leben gar nicht mehr genießen können. Alles dreht sich nur noch um den Kinderwunsch, um Arzttermine und um die Belastungen, die mit einer künstlichen Befruchtung einhergehen. Das Leben kommt irgendwie zum Stillstand. Sie hängen emotional und geistig in einer Art Warteschleife, die kein Ende zu nehmen scheint. Es ist, als ob die Welt den Atem anhält und aufhört, sich zu drehen. Alles um sie herum „tickt" weiter, nur sie selbst sind gefangen in der hoffnungslosen Situation, kein Kind bekommen zu können.

Neben dem Gefühl der Sinnlosigkeit kommt die Unerträglichkeit des Wartens hinzu. Wann wird es endlich so weit sein? Welcher Versuch wird erfolgreich sein? Wird es überhaupt einen erfolgreichen Versuch geben? Wie lange sollen wir dranbleiben? Und was, wenn wir es ewig weiterprobieren und es dennoch nichts wird?

Fallbeispiel: Frau G. offenbarte mir, dass sie auch nach vielen gescheiterten Versuchen nicht bereit war, das Thema Kinderwunsch ad acta zu legen. Weil immer noch ein Fünkchen Hoffnung in ihr glomm. Sie und ihr Mann waren innerlich überzeugt davon, einfach weiterzumachen, komme, was wolle. Frau G. sagte mir, dass sie nichts unversucht lassen wollte. Sie wollte sich nicht eines Tages vorwerfen müssen, nicht wirklich alles versucht zu haben, auch wenn Monate und Jahre da-

rüber vergehen würden. Aufzugeben war undenkbar. Und das war gut so, denn eines Tages, als wirklich viele Jahre ins Land gegangen waren, wurde sie dann doch noch schwanger. Niemand hatte das ahnen können. Niemand hatte je wissen können, dass so eine lange Zeit und so viele gescheiterte Versuche hatten stattfinden müssen, bis sich das Wunschkind einstellte. Aber genau so war es. Meine Aufgabe bestand darin, Frau G. in ihrer Überzeugung zu unterstützen und ihr Mut zu machen, während all der Jahre auf dem Weg zum Wunschkind ihr eigenes Leben nicht aus den Augen zu verlieren.

Immer wieder bedarf es viel Mut und Zielstrebigkeit, den eigenen Lebensweg nicht zu vergessen. Dieser Lebensweg umfasst berufliche Ziele wie auch persönliche Wünsche und Träume. Viele Kinderwunschpaare verharren zunächst regungslos, weil sie es sich nicht erlauben, ihren Lebensweg weiterzugehen, ihr „normales" Leben weiterzuführen. Sie buchen keine Urlaube mehr und sparen jeden Cent für künstliche Befruchtungen. Sie beginnen keine neuen Hobbys, starten keine Veränderungen, bleiben auf gewohntem Posten und trauen sich zum Beispiel nicht mehr, mal über die Stränge zu schlagen, an wilden Partys teilzunehmen oder etwas Außergewöhnliches zu wagen. Doch genau das ist der falsche Weg zum Wunschkind. Es ist für das eigene Seelenheil sogar äußerst wichtig, das eigene Leben nicht zu vernachlässigen. Das Leben geht weiter. Der Kinderwunsch läuft nebenher, er darf die Lebensqualität nicht so beeinträchtigen, dass sich nur noch Stagnation, Depression oder gar absoluter Stillstand breitmachen.

Eine meiner wichtigsten Aufgaben als Kinderwunschbegleiterin besteht darin, den Frauen die Hand zu reichen und sie auf ihrem eigenen Lebensweg Schritt für Schritt weiterzuführen.

Sich helfen lassen

Sobald der eigene Weg ins Hintertreffen geraten ist, benötigt man Hilfe, um sich bewusst zu machen, wie wertvoll man selbst ist und dass es lebenswichtig ist, der Bestimmung der Seele zu folgen. Seelenwege sind vielschichtig. Ein Kind zu bekommen und zu erziehen ist zwar Teil des Seelenweges, stellt aber nicht den ganzen Weg dar. Die Lebensaufgaben eines Menschen sind immer breit gefächert und sollen möglichst mit viel Lebensfreude in Angriff genommen werden. Fast immer aber behindert und blockiert der unerfüllte Kinderwunsch das freudige Voranschreiten auf dem eigenen Lebensweg. Wer keine Freude mehr im Leben findet, überhaupt keine Perspektiven mehr sieht und sich nur noch über den unerfüllten Kinderwunsch definiert, benötigt Hilfe, diese Hilf- und Freudlosigkeit hinter sich lassen zu können.

Das Leben genießen — jetzt erst recht

Der unerfüllte Kinderwunsch auf der einen Seite und das Genießen des Lebens auf der anderen Seite – ist das nicht ein völliger Widerspruch, ein Absurdum? Nein, ist es nicht. Anfangs mag das Gefühl zwar etwas anderes sagen, die Gedanken rotieren, man ist am Grübeln und steckt in einer tiefen Sinnkrise, dennoch gibt es Wege, auf denen man aus der Krise hinausfindet, bis man das Leben wieder mit Freude und Tatkraft füllen kann, auch wenn der unerfüllte Kinderwunsch weiterhin – unerfüllt – besteht.

Jeder Mensch ist fähig, mehrgleisig im Leben zu fahren. Einerseits begeben Sie sich auf den Weg zu Ihrem Wunschkind. Andererseits leben Sie Ihr Leben und suchen sich bewusst genussvolle Momente, die Ihnen Kraft schenken. Wenn Sie lernen, das Leben zu genießen und trotzdem unbeirrt den Weg zu Ihrem Wunschkind zu gehen, gewinnen Sie Kraft und Ausdauer, um weiteren Herausforderungen auf all Ihren Wegen mutig entgegenzutreten.

Es ist gar nicht so schwer, der Lebensfreude wieder ganz allmählich und behutsam Tür und Tor zu öffnen. Die Pforten zur Lebensfreude werden primär über unsere Sinne geöffnet. Sie und ich verfügen über fünf Sinne, über die Sie sich selbst und die Welt um sich herum wahrnehmen. Nun gilt es, sich ganz bewusst sinnliche Erfahrungen zu suchen, die Ihnen guttun und Ihnen Wohlbefinden schenken. Überlegen Sie einmal scharf, ob Sie sich selbst gut genug kennen, ob Sie gleich wissen, welche sinnlichen Erfahrungen Ihnen guttun. Dazu ist es nötig, sich etwas näher mit sinnlichen Erfahrungen zu beschäftigen.

Unsere fünf Sinne sind das Sehen, das Hören, das Tasten, das Riechen und das Schmecken. Die Frage ist nun, welche Eindrücke von außen Ihnen mit Leib und Seele schmeicheln. Was schauen Sie sich gerne an? Was hören Sie gerne? Was berühren Sie gerne? Was schmeckt Ihnen besonders gut? Welche Düfte und Gerüche bevorzugen Sie?

Machen Sie sich auf die Suche nach Ihren sinnlichen Favoriten. Musikstücke, Lieder, Fotos, Leibspeisen, Stoffe, Parfüms – alles, was Sie mit Wohlbefinden verbinden und was bei Ihnen angenehme Empfindungen hinterlässt, sollten Sie jetzt im Alltag bevorzugt ganz bewusst wahrnehmen. Suchen Sie sich Eindrücke, die Sie sinnlich verwöhnen und die Ihnen freudvolle oder sogar lustvolle Momente schenken. Von diesen Momenten können Sie zehren.

Diese Momente versprechen Genuss und Zufriedenheit, wenigstens

Verwöhnen Sie sich mit sinnlichen Eindrücken und Erlebnissen, schenken Sie sich freud- und lustvolle Momente.

für eine kurze Zeitspanne. Aber diese Zeitspanne reicht, um Sie körperlich und seelisch wieder zu stärken. Ihr Körper entspannt sich, Ihre Muskeln lassen die Anspannung los, Ihr Blutdruck senkt sich, Ihre Nerven beruhigen sich, Ihr Immunsystem kann besser arbeiten, Stresshormone können verarbeitet werden, Ihr Energielevel erhöht sich wieder. Sie fühlen sich wohler als vorher. Dieses Wohlgefühl ist gleichsam Balsam für die Seele. Friedliche Gefühle können Ihr Gemüt beruhigen und Ihnen ein wenig Gelassenheit schenken. Ebenso sind Sie nicht mehr ständig am Grübeln, weil auch Ihr Gedankenfluss durch die angenehme sinnliche Wahrnehmung andere Reize erhält und abgelenkt ist von allem Leid und Kummer.

Dass Menschen sich selbst und die Welt über ihre Sinne wahrnehmen, ist zwar jedem bewusst, aber kaum jemand nutzt das Potenzial, das sich dahinter verbirgt. Wenn ich in einer Gruppensitzung die Frage in den Raum stelle, wem welche visuellen Eindrücke Freude bereiten, wer gerade welche Musikstücke gerne hört oder wer welchen Lieblingsduft im Augenblick hat, dann schauen mich alle aus großen Augen an. Die

wenigsten Menschen wissen, was ihnen guttut. Meistens ist es genau anders herum. Fast jeder kann sofort alles nennen, was er nicht mag, was ihn nervt und anwidert. Die angenehmen Wahrnehmungen verbergen sich hinter all der Ablehnung, die so sehr im Leben präsent ist, dass sie alles andere hemmt.

Meine Aufgabe ist es, die Frauen wieder auf den Weg der positiven Wahrnehmung zu bringen. Denn es ist nicht wahr, dass alles im Leben nur schlecht, scheußlich, anstrengend, übel, schwer, grässlich und freudlos ist.

Jeder erfährt ebenso viele Eindrücke, die ihm Freude bereiten, allerdings werden sie oftmals verdrängt oder nicht ins Bewusstsein gelassen. Viele Frauen können mir gar nicht sagen, welche sinnlichen Eindrücke ihnen Wohlbefinden schenken. Sie haben keine Ahnung davon und erkennen in dem Moment, wenn ich sie frage, wie wenig sie Wert auf freudvolle Momente im Leben legen.

Doch mit meiner Frage ist der Grundstein gelegt, sich mit sich selbst zu beschäftigen und sich den Vorlieben im Leben zuzuwenden, sie kennenzulernen und konstruktiv als Energiequelle einzusetzen. Auf diese Weise lernt man sich selbst besser kennen. Und dieser Prozess kann eine ganze Weile in Anspruch nehmen, wird sich immer wieder verändern, ist flexibel und fließend. Genau das ist aber das Spannende an der Sache.

Übung: Stellen Sie sich die Frage, was genau Sie jetzt in diesem Moment bevorzugen. Lieben Sie schnulzige Filme? Verzehren Sie sich nach Vanillegerüchen? Mögen Sie beschwingte Musikstücke? Halten Sie gerne den Kuschelteddy aus Ihrer Kindheit im Arm? Und schmecken Sie am liebsten Quarkpudding? Gibt es viele Eindrücke, die Sie mögen?
Gehen Sie auf die aktive Suche danach! Lernen Sie Ihre Vorlieben kennen! Erspüren Sie Ihre Welt mit wohligen Eindrücken!
Am besten schreiben Sie sich eine Liste mit all Ihren positiven sinnlichen Erfahrungen. Ergänzen Sie diese Liste, sobald Ihnen etwas dazu einfällt, sodass sie immer aktuell ist, und nehmen Sie sich dann die Zeit, die Erfahrungen in Ihren Alltag zu bringen.

Das bedeutet, dass Sie sich Zeit gönnen, um sich den sinnlichen Genüssen ganz und gar hinzugeben. Tauchen Sie ein in die Welt der Sinne! Kosten Sie alles aus, was angenehm ist, was Sie in Begeisterung versetzt, was Ihren Körper erfreut, Ihrer Seele schmeichelt und Ihre tiefen Sehnsüchte stillt. Sinnliche Erlebnisse hinterlassen Spuren und verändern Ihre Welt.

Vor allem verändern Sie die Wahrnehmung Ihres Lebensweges. All das Dunkle, Anstrengende, Aufreibende, Hoffnungslose, Verzweifelte wird unterbrochen von angenehmen Erfahrungen.
Das Leben lässt wieder einen Funken Lebensfreude zu! Genießen Sie es, *Bereiten Sie sich selbst Lebensfreude – und genießen Sie sie.* sich diese Lebensfreude selbst zu bereiten. Ein gutes Buch, ein schöner Film, ein wohliges Wannenbad, ein Candle-Light-Dinner, Samt und Seide auf Ihrer Haut, besondere Öle und Düfte, ein Konzertbesuch – das und noch viel mehr können Sie sich gönnen und sich dadurch entführen lassen in eine Welt, die nicht nur aus Sorge und Plage besteht.

71

Meine Aufgabe an Sie lautet deshalb: Finden Sie immer wieder aufs Neue und täglich heraus, was Ihre Sinne betört, verzaubert und in Ihnen freudvolle Momente entstehen lässt.

Die Aufmerksamkeit auf das Schöne im Leben lenken

Unsere menschlichen Gedanken folgen unserer Aufmerksamkeit. Wenn Sie also Ihre Aufmerksamkeit auf interessante, angenehme und glückliche Angelegenheiten lenken, dann nehmen Sie diese auch vermehrt wahr. Unangenehmes tritt in den Hintergrund. Ihre Aufmerksamkeit steuert also Ihre Wahrnehmung. Dieses simple Geheimnis kann dazu beitragen, dass Sie sich im Alltag wohler fühlen und sich bewusst Momente erschaffen, die Ihnen Glücksgefühle schenken. Dazu lenken Sie einfach Ihre Gedanken auf all das, was Ihnen an Gutem, Schönem, Interessantem und Freudvollem begegnet.

Diese Strategie ist vor allem dann sinnvoll und nutzbringend, wenn Sie zu sehr über Ihren unerfüllten Kinderwunsch grübeln. Solange Sie grübeln, drehen Sie sich im Kreis. Sie lenken Ihre Aufmerksamkeit auf all jenes, was in Ihrem Leben nicht funktioniert, was schmerzhaft und enttäuschend ist. Entsprechend verstärkt sich Ihr schlechtes Gefühl. Je mehr Sie an den unerfüllten Kinderwunsch und die damit verbundenen unangenehmen Gefühle denken, desto schlimmer wird alles. Bis Sie sich nur noch schlecht, nervös und am Ende Ihrer Kräfte fühlen. Das Grübeln, das Sich-Sorgen-Machen, der kummervolle Blick in eine düstere Zukunft und die hoffnungslosen Gedanken der Angst fressen Sie auf, sodass Sie keinen Ausweg mehr sehen werden. Jetzt ist alles nur schlimm und fürchterlich. Aussichtslos. Hoffnungslos. Ausweglos.

Sobald Ihnen bewusst wird, dass sich Ihre Gedanken in einer negativen Angstspirale befinden, können Sie sich jedoch selbst daraus befreien. Sagen Sie ganz laut „Stopp!" und denken Sie an etwas anderes. Lenken Sie Ihre Aufmerksamkeit auf etwas, das Ihr Herz erfreut, das Balsam für Ihre Seele ist und Ihnen auch körperlich guttut. Das ist anfangs gar nicht so einfach, weil Sie ja erst herausfinden müssen, was schön und angenehm für Sie ist.

Ihre Sinne kommen Ihnen auch hierbei zu Hilfe. Dennoch benötigt es einige Zeit, bis Sie wissen, was Sie auf angenehme Gedanken bringt. Oftmals kommen Ihnen dann kleine Details zu Hilfe. Zum Beispiel der kleine Marienkäfer, der über Ihre Zimmerpflanze krabbelt. Ein warmer Windhauch in Ihren Haaren. Der Blick aus dem Fenster in den Sonnenschein hinein. Tanzende Schneeflöckchen. Der Duft einer Blume. Ein Schluck Latte macchiato. Ein besonderes Wort, das Ihnen gerade einfällt. Ein Kalenderspruch. Das Hochzeitsfoto, das auf der Kommode steht. Ein fröhliches Lied im Radio. So vieles kann Freude bereiten – das sind dann eher die Dinge, die Ihnen zufallen. Sie können sich aber auch ganz bewusst gedankliche Momente des Wohlbefindens erschaffen. Dafür nehmen Sie Ihre Vorstellungsgabe zu Hilfe. Stellen Sie sich eine gedankliche Szene vor, die Sie glücklich stimmt. Erschaffen Sie sich dazu Ihr eigenes Gedankenkino. Sie sehen sich zum Beispiel an einem warmen Strand sitzen. Sie stellen sich vor, wie Sie über blühende Wiesen wandeln, Berge erklimmen, im Meer baden, durch Rosengärten schlendern, bi-

zarre Landschaften erobern oder im Park spazieren gehen. Sie können sich aber auch ganz Ihrer Fantasie hingeben, sich in fremde Welten begeben, imaginäre Flügel ausbreiten und fliegen und sich ein ganz neues Dasein erschaffen.

Ihre Gedanken können die Realitäten beeinflussen und sie freudvoll, angenehm und erfüllend machen. Denken Sie einfach daran und schmücken Sie alles sinnlich aus. Sie hören, riechen, sehen, schmecken und empfinden alles so, als ob es wirklich geschehen würde. Geben Sie sich diesen Tagträumen hin, wann immer es Ihnen möglich ist. Denn dort erholen Sie sich von der nüchternen oder gar ernüchternden Wirklichkeit.

Sie selbst bestimmen Ihren Gedankenfluss! Und der Wendepunkt ist immer dann erreicht, wenn Ihnen bewusst wird, dass Sie grübeln und sich in Horrorszenarien aus Angst und Schrecken befinden. Steigen Sie dann sofort aus und lenken Sie Ihre Aufmerksamkeit bewusst neu auf Gutes und Schönes in Ihrem Leben. Beobachten Sie sich selbst und ändern Sie den Blickwinkel, wann immer Sie können. Ihre Gedanken werden zwar immer wieder zu den gewohnten Gedankenmustern aus Angst, Sorge und Grübeln zurückkehren, aber Sie werden immer wieder aussteigen und bewusst die Gedanken in eine erholsame Richtung lenken können.

Allmählich werden Sie sich daran gewöhnen, Angst machende Gedanken nicht allzu lange in sich zu tragen. Denn Sie werden wissen, dass Ängste und Sorgen Sie nicht weiterbringen, sondern Sie nur Kraft kosten.

Ängste, Sorgen und die Neigung zum Grübeln wirken destruktiv, zehren Sie auf, rauben Ihnen Energie und laugen Sie aus. Niemand wünscht sich wirklich, ein Grübler und Schwarzseher oder Schwarzdenker zu sein. Dennoch ertappt sich jeder Mensch hin und wieder dabei, dass er sich schlimme Szenarien ausmalt.

Lenken Sie Ihre Aufmerksamkeit bewusst auf schöne Situationen, Dinge und Momente, Erlebnisse und Erfahrungen.

Das bewusste Lenken der Aufmerksamkeit auf angenehme Situationen, Dinge, Momente, Erlebnisse und Erfahrungen befreit aus einem solchen Teufelskreis der Schwarzmalerei. Eine gute Methode ist es zum Beispiel, sich an wunderbare Momente aus Ihrem Leben zu erinnern. Stellen Sie sich vor, Sie wären jetzt mittendrin in diesem zauberhaften, erfüllenden Erlebnis. Beschwören Sie die Situation noch einmal ganz sinnlich herauf und lassen Sie alles Schöne Revue passieren.

Während Sie in Gedanken bei allen entspannten Möglichkeiten Ihres Lebens verweilen, können sich Leib und Seele erholen und regenerieren. Neue Energie wird freigesetzt, die Sie anschließend brauchen können, um Ihr Leben zu meistern, Entscheidungen zu fällen und aktiv den Weg zu Ihrem Wunschkind zu beschreiten, mutig und furchtlos.

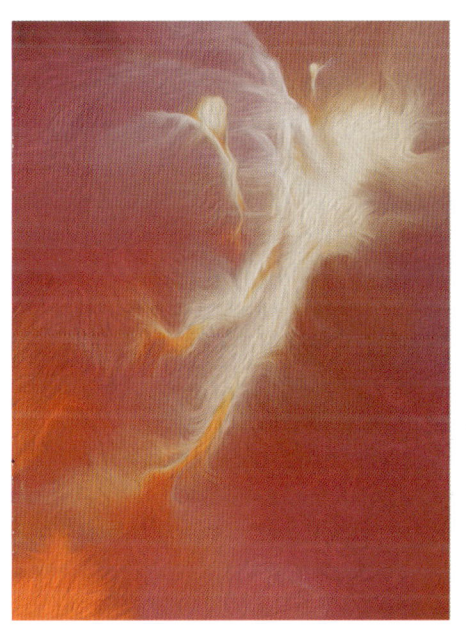

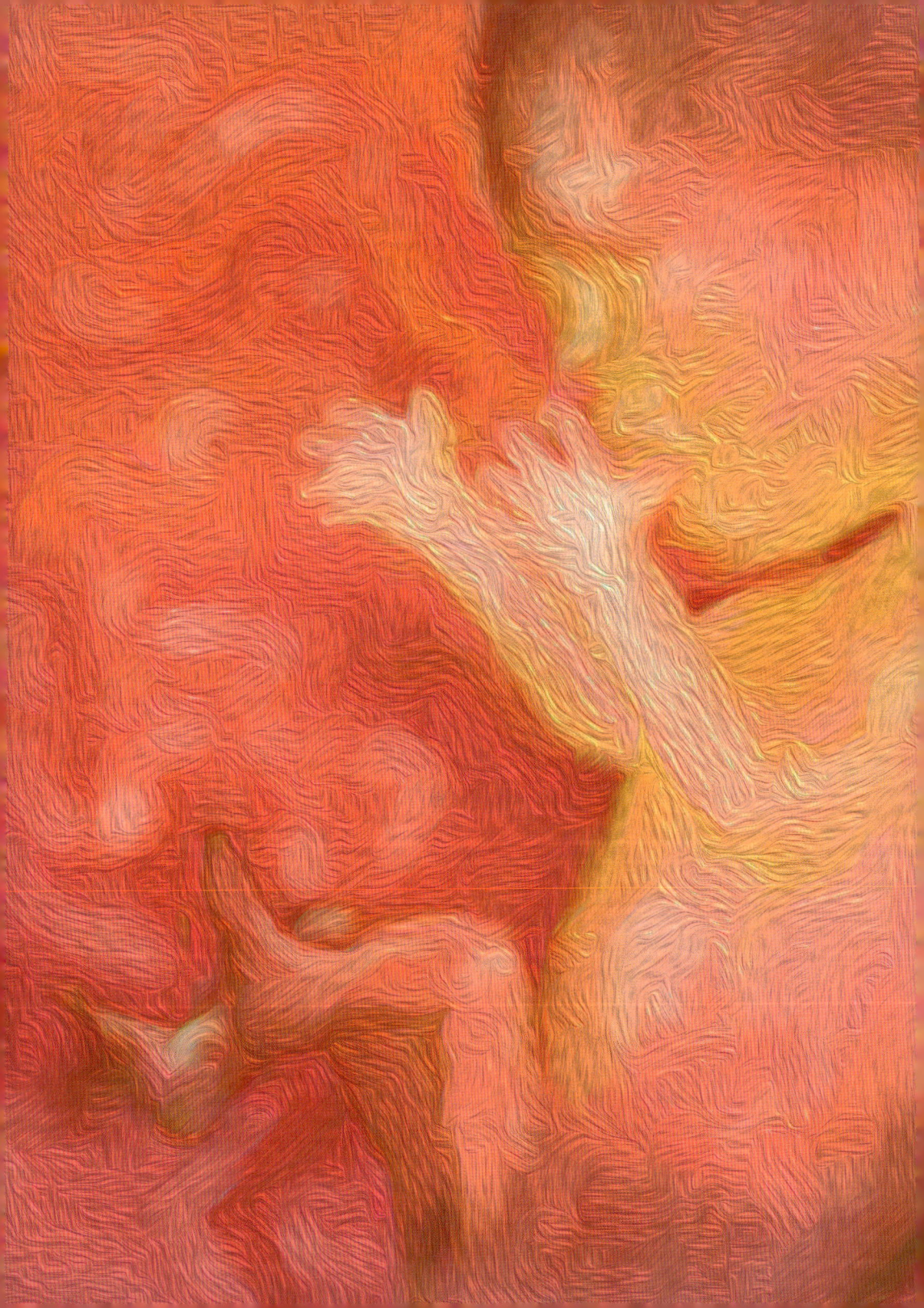

Wege zum Wunschkind – Heilsame Prozesse in Gang setzen

Sich selbst annehmen können

Ein großes Hindernis auf dem Weg zum Wunschkind sind wie gesagt Selbstanklage, Schuldgefühle und Selbsthass. Meistens richten sich die Gedanken selbstzerstörerisch auf vergangene Taten, auf bestehende Beeinträchtigungen und die Unfähigkeit, sich so anzunehmen, wie man ist.

Dazu gehört auch die Definition des Frauseins und des Mannseins.

Der menschliche Körper funktioniert diesbezüglich noch wie in der Steinzeit. Die Herausforderungen der modernen Welt sind allerdings so gestaltet, dass sie ein typisch weibliches Verhalten als minderwertig erachten. Die meisten Frauen lehnen von sich aus ein typisch weibliches Verhalten ab und tendieren dazu, sich an männlichen Werten zu orientieren. Moderne Frauen wollen tough sein, selbstbestimmt, autonom, durchsetzungsfähig, tatkräftig, willensstark und zielorientiert. Weibliche Attribute wie Weichheit, Nachgiebigkeit, Opferbereitschaft, Emotionalität oder Hingabe werden als Schwäche ausgelegt und gemieden. Das führt dazu, dass viele Frauen männliches Verhalten imitieren, in sich Härte und Stärke entwickeln und dann Probleme haben, sich seelisch mit der Mutterrolle anzufreunden. Zyklus- und Empfängnisschwierigkeiten gehen nicht selten mit betont männlichem Verhalten bei Frauen einher. Aber auch das Mannsein ist neuen Definitionen unterworfen. Der moderne Mann soll Schwäche und Gefühle zeigen können und den Balanceakt zwischen Familien-Softie und männlichem Power-Kerl mühelos bewältigen. Das führt bei vielen Männern zu Potenzproblemen und der Unfähigkeit, den Zeugungsakt nach Terminkalender absolvieren zu können.

Empfangen und Zeugen hängen seelisch auch immer mit dem eigenen Selbstbild zusammen. Wer sich selbst als nährende, fürsorgliche, empfangende, hingebungsvolle, weiblich-weiche Mutter sieht, wird das Mutterbild besser verinnerlichen, sich damit identifizieren und sich darauf freuen können, diese mütterliche Weiblichkeit feierlich erleben zu dürfen. Genauso gehören zum werdenden Vater Stärke, Kraft und das Bild eines zeugungsfähigen, potenten Mannes, der die Familie ernährt und Frau und Kind beschützt.

Diese beinahe klischeehaften Vorstellungen von den Geschlechterrollen sind immer noch an „steinzeitlichen Mustern" orientiert und bereiten so manche Schwierigkeiten beim Kindermachen. Meine langjährige Erfahrung hat gezeigt, dass genau hierin ein geheimnisvoller „Knackpunkt" liegt, der nicht wirklich erklärt werden kann, aber bei vielen Paaren einfach die Wende bedeutet – gerade bei einer künstlichen Befruchtung –, wenn es hinsichtlich der Geschlechter eindeutige weibliche und eindeutige männliche Verhaltensweisen gibt, die Rollen also klar verteilt sind, so, wie es unsere biologisch-genetische Ausstattung für uns vorgesehen hat.

Klar ausgedrückt: Beim Kindermachen sollten Männer richtige Männer sein und Frauen richtige Frauen. Dann nämlich läuft auch hormonell alles so, wie es die Natur eingerichtet hat, um ein Kind zu zeugen und zu empfangen. Testosteron beim Mann und Östrogen bei der Frau kursieren dann optimal im männlichen wie im weiblichen Körper.

Fallbeispiel: Frau D. war eine sehr schmale, knabenhafte Frau mit kurz geschnittenen Haaren und ei-

ner sehr männlichen Ausstrahlung. Mir schien es, als habe der Kinderwunsch bei ihr die Brücke zwischen Sehnsucht und Verstand noch nicht beschritten. Sie und ihr Partner wünschten sich ein Kind, doch es war wenig spürbar, dass dies ein echter Herzenswunsch war. Frau D. wirkte sehr rational und zählte Fakten auf, die zum Wunschkind führen sollten. Sie war sehr aufgeräumt, fast ein wenig verhärtet und willens, alle möglichen medizinischen Hilfen in Anspruch zu nehmen, um möglichst bald schwanger zu werden.

Die Spermien ihres Mannes waren völlig in Ordnung, aber bei ihr selbst stimmte der Zyklus nicht. Immer wieder blieb der Eisprung aus und eine dauerhaft angespannte Situation im Beruf machte ihr sehr zu schaffen. Frau D. gestand mir, dass sie doppelt so viel leisten musste als ihre männlichen Kollegen, um in ihrem Beruf anerkannt zu werden. Sie war extrem gestresst und nervös, verabscheute zudem das „weibische" Getue einiger Kolleginnen und übernahm auch in ihrer Partnerschaft eine bestimmende, männliche Rolle. Insgeheim lehnte sie alles Weibliche ab, weil sie stets ihre eigene Mutter vor Augen hat-

te, die zeit ihres Lebens von ihrem Vater komplett abhängig gewesen war und niemals eine Möglichkeit hatte, sich selbst zu entfalten, außer als Hausfrau und Mutter im Rahmen der ihr gesteckten Freiräume, die der Vater bestimmte. Es war ganz offensichtlich, dass Frau D. alles Weibliche ablehnte. Sie betrachtete es als Gefahr. Sie hatte auch nicht vor, ganz in der Mutterrolle aufzugehen, sondern mithilfe von einer Tagesmutter so schnell wie möglich wieder in die Unabhängigkeit zurückzukehren.

Es dauerte sehr lange, bis sie sich mit der weiblichen Rolle vertraut gemacht hatte, Ängste und Vorurteile abbauen und den eigenen Eltern verzeihen konnte, dass die beiden es nicht verstanden hatten, aus dem göttlichen Geschenk der Geschlechter eine wirklich erfüllende Partnerschaft zu gestalten.

Das Wunschkind ließ dann immer noch eine Weile auf sich warten. Das Paar gönnte sich einen längeren Urlaub, währenddem sie dann endlich schwanger wurde. Frau D. kam in der Frühschwangerschaft noch einmal zu mir. Sie trug einen Rock und wirkte viel weiblicher als je zuvor.

Fallbeispiel: Ganz anders die Geschichte von Frau O. Sie gestand mir, wie wenig Freude ihr Partner an einer erfüllenden Sexualität hatte. Irgendwie schien er kein Interesse daran zu haben. Das Paar hatte kaum Geschlechtsverkehr. Die Unlust ging eindeutig von ihm aus, während Frau O. es hinnahm, dass ihrem Mann alles Körperliche nicht wichtig war.

Frau O. war keineswegs unattraktiv, sie strahlte allerdings bereits sehr viel Mütterliches aus, wirkte sehr anschmiegsam und nachgiebig. Eventuell aber reizte diese extreme Mütterlichkeit Herrn O. so gar nicht. Da ich ihn nie zu Gesicht bekam, musste ich mich auf die Berichte von Frau O. verlassen. Nun sollte also eine künstliche Befruchtung stattfinden, da es auf normalem Wege mangels Geschlechtsverkehr wohl nie zu einer Empfängnis kommen würde. Am Thema Sexualität wollte Frau O. erst gar nicht rütteln, also verkniff ich mir weitere Bemerkungen. Die beiden wurden dann tatsächlich mithilfe der Reproduktionsmedizin Eltern.

So, wie Sie sind, sind Sie richtig. Nehmen Sie sich selbst an, so, wie Sie sind.

Auf dem Weg zum Wunschkind macht es auf jeden Fall Sinn, sich darüber klar zu werden, in welchen Rollen man steckt und welche Überzeugungen man hegt, wie man sich nach außen gibt und wie es im eigenen Inneren aussieht.

Wer sich selbst nicht leiden kann, bringt keine guten Voraussetzungen für eine Empfängnis und das Erlebnis der Schwangerschaft mit.

Viele künstliche Befruchtungen klappen auch erst dann, wenn eine Frau die eigene Unzufriedenheit mit dem Leben und dem Dasein erkennt und nun langsam ihr Leben verändert. Es ist dann so, als ob „der Weg endlich frei geräumt" würde.

Es gibt zwar keinen zwingenden Zusammenhang zwischen der Lebenszufriedenheit und dem Schwangerwerden, aber je zufriedener ein Mensch ist, desto leichter ist der Weg zum Wunschkind und desto erfolgreicher kann man von außen Impulse setzen, die zum Erfolg führen.

Eine Möglichkeit, in sich selbst Zufriedenheit zu erlangen, ist das Annehmen von allem, was im Augenblick stattfindet und ist.

So, wie Sie sind, sind Sie richtig. Sie nehmen sich selbst an, wie Sie sind. Es ist gut so, wie Sie sind, mit all Ihren charakterlichen Stärken und Schwächen. Das Annehmen seiner selbst nimmt den Druck. Alles kann so sein, wie es ist. An nichts muss zwanghaft etwas verändert werden. Dies gilt auch für die augenblicklichen Lebensumstände. Die Situation ist so, wie sie ist – ganz einfach. Sobald Sie Ihr Leben annehmen, fallen innere und äußere Spannung von Ihnen ab. Sie können innerlich loslassen. Dadurch werden wieder Kräfte frei, die Sie mobilisieren können, um aktiv auf dem Weg zum Wunschkind zu bleiben.

Spüren Sie in sich hinein, wie es sich anfühlt, wenn Sie alles Gegebene zunächst einfach so annehmen, wie es ist. Verurteilen Sie nicht. Beobachten Sie nur, was sich gerade in Ihnen abspielt und welchen Rollen Sie in Ihrem Alltag gerecht werden müssen.

Lassen Sie sich Zeit, immer wieder in den jeweiligen Istzustand einzutauchen. Wie fühlen Sie sich damit? Welche Emotionen kommen in Ihnen hoch, die Ihnen unangenehm sind?

Mögen Sie sich so, wie Sie sind?

Oder wären Sie gerne völlig anders, eine andere Person? Kommen Sie mit Ihrer Geschlechtlichkeit zurecht? Sind Sie gerne eine Frau, so ganz weiblich mit allem, was dazugehört? Sind Sie gerne ein Mann, so ganz männlich mit allem, was dazugehört?

Vergessen Sie dabei nicht: Der Istzustand ist niemals optimal. Es gibt keine Perfektion. Sie sind ein Mensch mit Schwächen und Fehlern, mit Stärken und Gaben. Alles ist richtig, so, wie es ist. Wenn Sie den Istzustand akzeptieren, wie er ist, also nicht perfekt, nicht ausgeglichen, nicht harmonisch, nicht erfüllend und nicht optimal, dann kehrt langsam Gelassenheit in Ihr Seelenleben ein und Sie haben immer öfter das Gefühl, das sagt: „Ach, was soll's." Sie entspannen innerlich und schaffen dadurch Raum für Veränderungen, die Ihnen guttun. Ganz „relaxt" haben Sie jetzt Zeit, sich mit Ihrem Selbstbild auseinanderzusetzen und es so zu formen, dass Sie sich wohlfühlen. Und vielleicht – hoffentlich – erkennen Sie dann auf einmal, dass Sie sich einfach mögen, wie Sie sind, und lernen Ihre vermeintliche Schwächen und Fehler lieben.

Sagen Sie sich immer wieder: „Dann bin ich halt so! Na und?"

Das Akzeptieren des Daseins, im Inneren wie im Äußeren, bringt Freiheit und somit neue Energie für wichtige Schritte auf dem Weg zum Wunschkind, aber auch für andere wichtige Entscheidungen und Unternehmungen in Ihrem Leben.

Emotionale Lösung von Trauer, Angst, Verzweiflung und Enttäuschung

Während der Wartezeit aufs Wunschkind, während künstlicher Befruchtungen, aber auch während schwieriger Entscheidungsphasen auf dem Weg zum Wunschkind sind Trauer, Angst, Verzweiflung und Enttäuschung manchmal tägliche Begleiter. Es ist ganz normal, dass Sie während anstrengender Lebensphasen überwiegend schmerzhaften Emotionen ausgesetzt sind. Schmerz und Freude gehören zum Leben. Nur wer schmerzvolle Erfahrungen macht, kann die freudvollen wirklich schätzen und auskosten.

Diese beinahe rhythmische Dynamik zwischen angenehmen und unangenehmen Lebenserfahrungen macht vor keinem Menschen halt. Jeder Mensch trägt seinen eigenen Schmerz und erlebt seine eigene Freude. Bei Ihnen ist der Schmerz an den unerfüllten Kinderwunsch gebunden. Andere Menschen stehen anderen Herausforderungen gegenüber, die nicht minder schmerzhaft sind. Dies zu wissen und zu begreifen ist tröstlich, wenn man mitten in der Lebenskrise steckt.

Der Mensch ist in der Lage, alle Gefühle zu erfahren und in sich zu spüren. Die ganze Bandbreite an Emotionen, von der höchsten Euphorie bis hin zur tiefsten Trauer, ist im Menschen angelegt. Niemand kann irgendwelchen Emotionen entkommen. Alles Schmerzhafte ist Teil des Lebens. Aber gerade dieses Schmerzhafte möchte der Mensch vermeiden. Er versucht, allen schmerzhaften Situationen zu entgehen und leidvolle Gefühle nicht fühlen zu müssen. Ob positives Denken, Verdrängung, Ablenkung, Vermeidung oder Ignoranz – jeder wird alles ihm Mögliche tun, um keine emotionalen Schmerzen empfinden zu müssen. Doch dadurch wird der Schmerz nur noch schlimmer und intensiver spürbar. Hinzu kommt das Gefühl des eigenen Versagens, nicht fähig zu sein, den Schmerz zu eliminieren. Die Enttäuschung über sich selbst ist dann oftmals noch größer als die schlimmen Gefühle.

Schmerzhafte Gefühle lassen sich nicht unterdrücken. Jeder Mensch wird davon geplagt sein, immer wieder. Erlauben Sie sich, diesen Schmerz als Teil Ihres Menschseins anzuerkennen.

Sagen Sie sich: Ja, es tut fürchterlich weh, kein Kind bekommen zu können. Ja, es schockiert mich, dies so tief und zerstörerisch in mir zu spüren. Ja, meine Gedanken drehen sich im Kreis. Ja, ich schwanke ständig zwischen Hoffnung und Verzweiflung. Ja, ich fühle mich so mies, dass ich mich am liebsten in ein Erdloch verkriechen möchte. Ja, ich fühle mich am Ende aller Kräfte. Ja, ich weiß nicht mehr weiter. Ja, ich bin in der schlechtesten Stimmung aller Zeiten. Ja, und ich habe das Recht, mich so zu fühlen, wie ich mich fühle.

Sobald Sie Ihre Gefühle annehmen und sich erlauben, diese Gefühle überhaupt zu haben, desto mehr nehmen Sie den Erfolgsdruck heraus, immer positiv funktionieren und empfinden zu müssen. Hegen Sie keinerlei Erwartungen an Ihr eigenes Verhalten, an dem Sie sowieso scheitern. Kalkulieren Sie es stattdessen ein: „Ja, gut, dann fühle ich mich halt jetzt mies. Ich fühle mich so mies, dass ich nur noch heulen will. Gut, dann heule ich jetzt."

Lassen Sie los. Alles andere kostet so viel Kraft, lässt Sie verbittern und erstarren. Gegen sich selbst zu kämpfen, ist keine Lösung, sondern verschlimmert den Schmerz um ein Vielfaches. Sobald Sie aber alle Emotionen in sich annehmen, wird Energie frei, die Ihnen hilft, diese Emotionen so sein zu lassen, wie sie sind, und sie auch wieder gehen zu lassen. Die Emotionen laufen durch Sie durch und verabschieden sich auch wieder. Das Verabschieden gelingt, wenn Sie sich Raum für freudvolle Momente einräumen. Diese Momente entstehen dann, wenn Sie Ihre Aufmerksamkeit auf alles Schöne im Leben lenken und die Welt aufmerksam mit Ihren Sinnen wahrnehmen.

Jede Art der Bewegung hilft Ihnen, zurück ins Gleichgewicht zu kommen.

Ihre Emotionen sind innere Bewegungen, die Sie aus dem Gleich-

83

gewicht bringen. Dies gilt auch für angenehme Emotionen. Nur dass die angenehmen Emotionen gerne angenommen werden. Bewegung ist deshalb auch eine Möglichkeit, Emotionen zu verarbeiten. Tanzen, Gymnastik, spazieren gehen, wandern, Fitnesstraining, schwimmen – jede Art der Bewegung hilft Ihnen körperlich und seelisch, wieder zurück ins Gleichgewicht zu kommen. Wenn Sie sich bewegen, kann Ihr Körper Stresshormone verarbeiten und Glückshormone bereitstellen, die Ihnen wieder zu einer besseren Stimmung verhelfen.

Wie auch immer Sie sich fühlen, es ist normal, gerade auf dem Weg zum Wunschkind immer wieder düstere Gedanken zu hegen und von tiefen belastenden Gefühlen geplagt zu werden, die schwermütig machen. Lassen Sie sich Zeit damit, seien Sie behutsam mit sich selbst, versorgen Sie sich mit Liebe und verwöhnen Sie sich, sooft Sie können, schaffen Sie sich Momente, die Ihnen guttun und Ihnen helfen, sich so anzunehmen, wie Sie sind.

Den Körper annehmen lernen

Wenn sich der Wunsch nach einem Kind nicht erfüllt, liegen fast immer auch körperliche Ursachen vor. Manchmal ist nur ein Partner davon betroffen, manchmal beide. Bei vielen Frauen ist es die schon erwähnte abnehmende Fruchtbarkeit, die zum Großteil mitverantwortlich ist. Die betroffenen Frauen wirken fast alle sehr jugendlich, sind fit und andere schätzen sie viel jünger, als sie sind, aber all diese Faktoren interessieren die Zahl der Eizellen nicht. Mit zunehmendem Alter der Frau steigt die Wahrscheinlichkeit, kinderlos zu bleiben. Diese unüberbrückbare Tatsache macht vielen Paaren zu schaffen, die langsam auf das 40. Lebensjahr zugehen oder es schon überschritten haben – die bereits erwähnte „magische" Zahl. Entsprechend neigen viele Frauen dazu, sich und vor allem auch ihren Körper zu verdammen.

Wenn der Körper nicht funktioniert, wie er soll, dann bedeutet das letztendlich für viele Frauen eine Kränkung, die sich oftmals zerstörerisch als Selbsthass gegen sich selbst richtet. Wieder und immer wieder drehen sich dann die Gedanken im

Kreis und lösen Widerstand gegen sich selbst aus.

Fallbeispiel: Frau K. hatte schon zwei Fehlgeburten hinter sich. Nun war sie in völliger Panik, erneut schwanger zu werden und das Kind wieder zu verlieren. Sie beschimpfte ihre Gebärmutter und jammerte und klagte über die Inkompetenz ihres Körpers, ein Kind auszutragen. Da sie sich verantwortlich für die Fehlgeburten fühlte, gab sie sich und ihrem Körper die Schuld, dass es zu den Fehlgeburten gekommen war, obwohl sie überhaupt nichts „falsch" gemacht hatte. Dennoch suchte sie neben den Anschuldigungen ihrer Gebärmutter gegenüber auch noch nach Gründen, die die Fehlgeburten herbeigeführt haben könnten. Jedes Wannenbad, das sie genommen hatte, jedes Salatblättchen, das sie gegessen hatte, jedes Schlagloch, über das sie mit ihrem Auto gefahren war, betrachtete sie als Auslöser für die Fehlgeburten. Da es zwei Fehlgeburten waren und nicht nur eine, wollte sie darin auch noch „die Strafe Gottes" sehen – für angebliche Sünden in der Jugend. Und nun wurde ihr vom Schicksal ein Kind verweigert. Frau K. wünschte sich zwar sehnlich ein Kind, war aber nicht in der Lage, zum Eisprung mit ihrem Mann zu schlafen, aus Angst, dass sich eine erneute Schwangerschaft einstellte, die dann wieder in einer Fehlgeburt enden würde. Als sie bei mir saß und sich die Tränen aus den Augen wischte, war sie ein einziges Nervenbündel und am Ende ihrer Kraft. Es nützte auch nichts, dass man ihr versichert hatte, dass es keine medizinischen, biologisch-genetischen Gründe für die Fehlgeburten gab, sondern dass es einfach riesengroßes Pech gewesen sei, zwei Fehlgeburten hintereinander erlebt zu haben.
Ich empfahl Frau K., zunächst die traumatisierenden Erlebnisse der Fehlgeburten behutsam psychologisch aufzuarbeiten. Gleichzeitig behandelte ich sie, um ihr körperlich und seelisch Entspannung und Frieden zu schenken. Wir arbeiteten vor allem auch an ihrem Selbsthass auf ihren Körper, ich wollte, dass sie lernte, sich selbst zu verzeihen und sich selbst wieder annehmen zu können. In dieser für sie emotional aufwühlenden Zeit war es gut so, dass sie nicht gleich wieder schwanger wurde. Die Eisprung-Sex-Pause war also gar nicht schlecht und sollte so

lange dauern, bis sie wieder zu sich selbst gefunden hatte. Frau K. beruhigte und erholte sich. Ein halbes Jahr später wurde sie dann plötzlich schwanger, und alles lief dieses Mal gut, auch wenn sie die Schwangerschaft engmaschig überwachen ließ, weil sie bis zum Schluss Angst hatte, dass doch noch etwas schiefgehen könnte. Ich betreute sie dann auch während der gesamten Schwangerschaft, damit sie diese neun Monate so gelassen wie möglich angehen konnte. Mittlerweile hat Frau K. noch ein zweites Kind bekommen. Nun konnte sie endlich eine ganz normale, entspannte Schwangerschaft erleben.

Den Körper annehmen und lieben zu können, fällt Frauen nicht leicht, ganz unabhängig vom Kinderwunsch. Immer gibt es etwas auszusetzen am eigenen Körper. Jeder Körperteil wird dann einer kritischen Prüfung unterzogen, die fast immer negativ ausfällt. Meistens geht es hierbei ums Aussehen. Zu dick, zu dünn, zu alt, zu faltig, zu hässlich, zu schwabbelig – es wird keine Gelegenheit ausgelassen, sich selbst zu verurteilen.

Beim Kinderwunsch wird der Selbsthass auf die inneren Organe geleitet sowie auf Hormone und die Funktionsweise des Körpers. Oft werden Pauschalurteile gefällt („Bei mir stimmt sowieso nichts"). Manchmal wird der Körper des Partners gleich mit einbezogen („Die Spermien meines Mannes mögen meine Eizellen nicht").

Es ist nicht immer leicht zu begreifen, dass der Mensch kein Roboter ist. Jeder Zyklus verläuft individuell, ist manchmal unberechenbar und zeigt sich mit unterschiedlichen körperlichen Signalen. Mal kommt der Eisprung früher, mal später, mal gar nicht. Mal leidet man in der zweiten Zyklushälfte unter dem Prämenstruellen Syndrom (PMS), mal läuft alles wunderbar. Und dann zwickt und zwackt es immer wieder, was zu allerhand Spekulationen führt, ob dies nun eine Schwangerschaft ankündigt oder gerade nicht. Bei jedem Ziehen im Unterleib wird gern ein Desaster heraufbeschwört, gleichgültig, ob die Frau dieses Unwohlsein nach einer künstlichen Befruchtung oder nach dem ganz normalen Geschlechtsverkehr verspürt. Den individuellen Horrorszenarien sind dabei keine Grenzen gesetzt.

Wilde Interpretationen enden meistens in einem unguten Unken und Orakeln („Ich weiß, dass es nichts wird, weil …").

Frauen nehmen ihren Körper wahr, aber eben fast immer nur mit Angst, Schrecken und Ablehnung. Besonders sensibel sind dabei Frauen, die sich ein Kind wünschen, aber auch Schwangere, die akribisch jede Äußerung des Körpers verstärkt empfinden und sofort negativ deuten. Das Vertrauen in sich selbst, in alles Körperliche und in die Kräfte der Natur und in die Schöpfung fehlen heutzutage meistens komplett. Selbstvertrauen und Gottvertrauen sind Eigenschaften, die dem modernen Menschen weitgehend abhandengekommen sind, besonders in Krisenzeiten. Meine Aufgabe besteht dann darin, dieses Vertrauen langsam und allmählich wieder aufzubauen, damit die Frau erneut zu einer entspannten Gelassenheit findet und sie den Dingen ihren Lauf lassen und alles so annehmen kann, wie es eben gerade ist.

Als sogenannte Hausaufgabe gebe ich Hinweise, wie man sich konstruktiv mit dem eigenen Körper auseinandersetzt und sich ihm liebevoll annähert. Dabei leite ich an, die Organe, die eine Frau ablehnt, respektvoll wie gute Freunde zu behandeln und mit ihnen Gespräche zu führen. Dank, Anerkennung, Lob und Freude sind dabei die wichtigsten Träger dieses Gesprächs. Überlegen Sie sich eine liebevolle, respektvolle Ansprache für Ihre einzelnen Körperteile.

Eine solche Ansprache, zum Beispiel mit der Gebärmutter, kann folgendermaßen aussehen:

„Hallo liebe Gebärmutter. Danke, dass es dich gibt. Ich bin echt froh, dass ich dich habe, denn sonst könnte kein Baby in mir heranwachsen. Ich habe dir das lange nicht gesagt, aber jetzt denke ich, dass es an der Zeit ist, dir meine Anerkennung zu zollen. Denn ich möchte dich ansporne, dich ganz bereitzuhalten, wenn sich ein kleiner Embryo in dir einnistet. Dann wünsche ich mir, dass du ihn wunderbar und kraftvoll empfängst und ihm ein gutes Nestchen bist. Der kleine Embryo möchte sich schließlich ganz arg in dir wohlfühlen. Du wirst sein Zuhause sein – für neun Monate. Es soll gemütlich sein in dir, wohlig warm und sicher. Ich weiß, dass du das kannst, liebe Gebärmutter. Also halte dich bereit, denn auf dich wartet die herrlichste Aufgabe, für die du bestimmt bist, nämlich mein Baby in dir zu haben. Ich freue mich darauf und danke dir jetzt schon."

Ihr Körper benötigt Ihre Anerkennung. Auch wenn nicht alles so funktioniert, wie Sie es sich vorstellen, so können Sie jederzeit mit Ihrem Körper kooperieren. Auch Körperzellen und Organe reagieren mit Harmonie auf Ihre liebevollen Gedanken.

Gedanken voller Zuversicht, Dankbarkeit und Selbstannahme helfen dem gesamten Körper, sich zu entspannen. Sie gewinnen dadurch mehr Energie und optimieren alle körperlichen Vorgänge. Zum Beispiel reagiert ein weiblicher Zyklus ebenso auf liebevolle Gedanken wie Ihre Muskeln, Ihr Blutdruck und andere Funktionskreise Ihres Körpers.

Gedanken der Zuversicht, Dankbarkeit und Selbstannahme helfen dem gesamten Körper, sich zu entspannen. Und darauf reagiert nicht zuletzt auch Ihr weiblicher Zyklus.

Probieren Sie es aus! Sie werden sich wohler fühlen und wieder einen Zugang zu sich selbst bekommen. Vor allem werden Sie sich selbst gegenüber Wertschätzung äußern, was immer guttut. Denn jeder Körperteil, jedes Organ ist ja auch ein Teil von Ihnen. Sie sind es wert, so liebevoll und respektvoll wie möglich mit sich selbst umzugehen!

Lösung von Groll, Wut und Schuldgefühlen

Nicht immer gelingt ein liebevoller Umgang mit sich selbst auf Anhieb. Oftmals müssen dazu all die Stolpersteine aus der Vergangenheit beseitigt werden, die Selbstsabotage ausüben. Manchmal sitzt der Groll aufs Leben so tief, dass er gar nicht mehr bewusst gemacht werden kann. Tief im Körper und in der Seele eingeschlossene Wut und Schuldgefühle vergiften Leib und Seele nachhaltig. Viele schmerzhafte Zustände, die sich körperlich äußern, haben ihren Ursprung in verkapselten, verhärteten Gefühlen, deren Ursache niemand mehr wirklich weiß. Selbst kleinste unbedeutende Erlebnisse aus der eigenen Kindheit können dazu beitragen, dass sich Gefühle verkapseln und dann als psychosomatische Beschwerden oder als massive körperliche, meist chronische Schmerzzustände bemerkbar machen.

Kein Mensch kann dem entkommen. Jeder von uns ist zeit seines Lebens schmerzhaften Erfahrungen ausgesetzt, seien sie seelischer oder körperlicher Natur. Sobald Ihnen eine Lebenserfahrung nahegeht, kann es sein, dass Sie mit Wut, Groll oder Schuldgefühlen reagieren. Vielleicht haben Sie sich als Geschwisterkind immer benachteiligt gefühlt. Vielleicht waren Ihre Eltern zu streng oder auch zu nachsichtig mit Ihnen. Vielleicht wurde Ihnen gesagt, dass Sie sowieso nichts können. Oder Sie haben etwas getan, für das Sie sich schämen. Sie verurteilen sich für Ihre Schwächen im Leben und dass es Ihnen nicht gelingt, sie zu ändern. Sie fühlen sich als größter Sünder aller Zeiten, regen sich über die Ungerechtigkeiten des Lebens auf und grollen Gott und der Welt und nicht selten eben auch sich selbst für alles, was in Ihrem Leben schiefläuft.

Klage und Selbstanklage, versteckter Groll und unterdrückte Wut rauben Kraft, kosten Energie und unterbinden den aktiven Fluss des Lebens. Gestaute Emotionen sind schlimm. Denn Emotionen wollen in Bewegung sein. E-Motionen, bewegte Gefühle also, benötigen einen freien, ungehinderten Fluss, eine Aktion, die verändert und verwandelt.

Doch während aktuell auftretende Gefühle gut mithilfe von Bewegung verarbeitet werden können, müssen versteckte, verdrängte und verhärtete Gefühle erst einmal aufgedeckt und befreit werden.

Ihre Befreiung erfolgt zunächst über das Loswerden der Schuld und das aktive Verzeihen. Da oft aber nicht klar ist, welche Situation für die verhärteten Gefühle verantwortlich ist, macht es Sinn, sich selbst grundsätzlich alles zu verzeihen und sich auch für alles zu entschuldigen. Schließlich sind es Ihre eigenen Gefühle, die Sie unterdrücken. Schuldgefühle und Groll gehören zu Ihnen. Gestehen Sie sich solche Gefühle zu.

Ja, Sie dürfen sich selbst anklagen.

Ja, Sie dürfen wütend sein auf Gott und die Welt.

Ja, Sie dürfen tiefen Groll empfinden, an dem Sie gerne ein Leben lang festhalten wollen, weil das Leben manchmal so schrecklich und ungerecht ist.

Das Loslassen von Schuldgefühlen und aktives Verzeihen sind Meilensteine auf dem Weg zum inneren Frieden.

Sagen Sie Ja zu sich selbst und zu Ihren Gefühlen, auch zum Groll und zu Ihrer Schuld oder Scham. Aber Sie können sich jederzeit auch entscheiden, sich davon zu befreien. Den Schlüssel dazu haben Sie selbst in der Hand, wie jeder Mensch.

Beginnen Sie mit einer Entschuldigung sich selbst gegenüber. Zum Beispiel: „Es tut mir so leid, dass ich es nicht besser verstehe und dass ich nun diese Schuldgefühle und diesen Groll in mir trage. Entschuldigung, liebe/lieber (hier Ihr Name), dass ich mich selbst so schlecht kenne und wahrnehmen kann."

Und nun verzeihen Sie sich selbst, dafür, dass Sie so empfinden und nicht hinausfinden können aus diesen Emotionen.

Sagen Sie zum Beispiel: „Ja, ich bin, wie ich bin, und ich verzeihe mir. Ich verzeihe mir, dass ich es nicht besser verstehe, als ewig Groll zu empfinden und mich schuldig zu fühlen. Ich verzeihe mir, dass ich nicht aus meiner Haut kann und so vieles mit mir herumschleppe, was ich schon längst hätte loslassen sollen. Ich verzeihe mir, dass mich meine eigenen Schwächen so wütend machen. Ich verzeihe mir, dass ich mir selbst und anderen grolle, dass ich dem Leben und den Umständen grolle und dass ich mich dafür schuldig fühle. Ich verzeihe mir, dass ich nicht perfekt bin. Ich verzeihe mir meine negativen Gefühle."

Sollten Sie ganz konkret wissen, auf was sich Ihre Schuldgefühle und Ihr Groll beziehen, dann nennen Sie die Situationen und Menschen beim Namen. Zum Beispiel: „Ich verzeihe dir, liebe Mutter, dass du mir immer das Gefühl gegeben hast, nichts wert zu sein, und dass du dich auch heute noch dauernd ungefragt und kritisch in mein Leben einmischst. Ich verzeihe dir, dass du mich nicht so bedingungslos liebst, wie ich mir das wünsche. Ich verzeihe dir, dass du mir keinen Hund gekauft hast, obwohl ich mich so danach gesehnt habe, als ich klein war. Ich verzeihe dir, dass du meine Bedürfnisse missverstanden hast. Ich verzeihe mir selbst, dass ich wegen all dem immer noch beleidigt bin und nicht endlich über den Dingen stehen kann. Ich verzeihe mir, dass ich ständig aufs Neue in die gleichen Verhaltensmuster falle, wenn du Kritik an mir übst. Ich verzeihe dir und ich verzeihe mir."

Machen Sie sich eine Liste, was

Sie wem und vor allem sich selbst zu verzeihen haben. Schreiben Sie sich alles auf, wenn Ihnen das beim Verzeihen hilft, und sprechen Sie den Text dann laut.

Lassen Sie das Gesagte wirken. Es ist nun ausgesprochen und benötigt eine Weile, bis Leib und Seele das Verzeihen verinnerlichen können. Das kann unter Umständen lange dauern, sodass Sie noch einmal ganz bewusst Ihren Text des Verzeihens sprechen müssen. Manchmal sogar immer wieder.

Allmählich werden sich die inneren Spannungen lösen, wenn Sie begreifen, dass jeder Mensch denselben Gefühlen und Gedanken unterliegt und es im Zusammenleben permanent zu Verletzungen kommen kann. Sie verletzen sich selbst und die anderen. Die anderen verletzen Sie und sich selbst. Manchmal geschieht dies bewusst, fast immer aber unbewusst, weil dieselben Gedanken- und Gefühlsmuster in jedem Menschen ablaufen, ohne dass er sie zunächst wahrnimmt oder sie gar steuern könnte.

Nach dem Verzeihen erfolgt die Entscheidung zum aktiven Loslassen von Schuld und Groll. Fragen Sie sich ehrlich, wie lange Sie noch an diesen verzehrenden Gefühlen festhalten wollen. Fragen Sie sich darüber hinaus, ob Ihnen Groll und Schuldgefühle wirklich helfen. Sie werden erkennen, dass diese Gefühle Ihnen nur schaden. Sie haben ein Recht auf Wohlgefühl! Aber für dieses Recht müssen Sie selbst einstehen und selbst sorgen. Wie? Indem Sie den Rest loslassen. Sind Sie bereit dafür?

Wenn nicht, dann empfehle ich immer, sich einen Wecker zu stellen und sich ein Limit zu setzen. Ja, ich will noch genau 15 Minuten lang bewusst grollen und mich klein, inkompetent und schuldig fühlen. Ich will diese Gefühle auskosten, denn sie gehören mir. Sobald der Wecker klingelt, lasse ich los. Dann sind die 15 Minuten um.

Sie werden merken, dass Sie nun selbst entscheiden können, was in Ihrem Leben geschieht. Sie sind Herr oder Herrin Ihres Lebens und verharren nicht länger in der Opferrolle. Sie entscheiden selbst. Wenn Sie sich noch 15 Minuten lang mies fühlen wollen, dann bitte. Stehen Sie dazu und tun Sie es ausgiebig. Und sollte die Zeit nicht ausreichen, dann stellen Sie den Wecker erneut ein.

Danach lassen Sie Ihren Groll, Ihre miesen Gefühle los. Dabei hilft Ihnen, Ihrem Körper die Atmung. Atmen Sie Ihren ganzen Frust laut und kräftig aus! Raus damit! Sie lassen los!

Nach dem kraftvollen Ausatmen können Sie jegliche Art der Bewegung anschließen. Wildes Tanzen, Joggen, Hüpfen, Auspowern hilft beim Loslassen.

Es ist gut, wenn Sie erkennen, dass festgehaltene Schuldgefühle und Groll schädlich für Sie sind! Daran festzuhalten macht auf Dauer krank und blockiert die weitere Entwicklung im Leben.

Ich habe schon oft erlebt, dass das Verzeihen, wenn es von Herzen geschieht und in der Erkenntnis, dass es fürs eigene Wohl wichtig ist, neue Türen öffnet. Erst wenn dieser Schritt geschafft ist, kann der nächste Schritt erfolgen. Meistens klappt es dann auch mit dem Wunschkind. Sei es, dass eine spontane Schwangerschaft eintritt, oder sei es, dass eine künstliche Befruchtung erfolgreich verläuft.

Dankbarkeit als Heilimpuls

Ein unerfüllter Kinderwunsch ist kein Grund, für das Leben dankbar zu sein. Aber es gibt genügend andere Gründe, um mit Dankbarkeit aufs Leben zu schauen. Bewusst Dankbarkeit auszudrücken für all die guten und positiven Ereignisse im Leben, für all das Schöne, das man schon erleben konnte, und die wirklichen Sonnenseiten des Lebens, nimmt den schweren Druck, der mitunter wegen des unerfüllten Kinderwunsches auf der Seele lastet. Dankbarkeit wirkt heilsam auf die geschundene Seele, die so verletzt und traurig ist und mit Sehnsucht auf die Erfüllung ihres Herzenswunsches wartet.

Der heilsame Impuls liegt darin, sich allmählich zu entspannen und zu lernen, das zu genießen, was das Leben großzügig zur Verfügung stellt. All die wunderbaren Lebensgeschenke verschwinden ja nicht, nur weil sich eine Sehnsucht nicht gleich erfüllt. Sie bereichern das Leben nach wie vor, sind vorhanden und sollten gewürdigt werden.

Ein sicherer Arbeitsplatz, eine gute Gesundheit, familiäre Stabilität, eine liebevolle Partnerschaft, ein wohliges Heim und vor allem der Segen des inneren Reichtums sind Gründe, sich täglich aufs Neue beim Leben und bei sich selbst zu bedanken. Und natürlich auch beim „lieben Gott" oder einer höheren Instanz, die in jedem Leben eine andere Rolle spielt, aber immer so viel Weisheit beinhaltet.

Jeder Mensch ist mit reichen Talenten und Gaben gesegnet und hat jederzeit die Möglichkeit, diese im Rahmen seines Könnens ins Leben einzubringen. Sie sind es, die für Erfüllung sorgen und dem Leben einen Sinn geben muss. Es ist wunderbar, sich dieser Gaben bewusst zu sein und sie fürs eigene Wohl und Seelenheil, aber auch zum Wohle aller ins Leben einzubringen. Dafür dankbar zu sein, wirkt doppelt heilsam, weil es Glücksmomente beschert und die Gewissheit, seinen Lebenssinn auf jeden Fall zu erfüllen, mit oder ohne Kind. Es braucht aber eine Weile, diese innere Weisheit begreifen zu können. Denn Sie selbst sind wichtig für diese Welt! Ihr Leben, Ihr Dasein macht Sinn. Dieser Sinn hängt nicht von der Lebensaufgabe der Elternschaft ab, sondern allein davon, dass es Sie

gibt und dass Sie gesegnet sind mit Talenten, die gut, richtig und wichtig sind. Die Dankbarkeit für die eigene Existenz ist deshalb wesentlich für die Erkenntnis, dass das Leben selbst die Erfüllung sein kann, wenn es Entfaltungsraum bietet für die göttlichen Gaben, mit denen jeder Mensch auf die Welt kommt. Lassen Sie sich Zeit, diese Gaben in sich zu entdecken und zum Vorschein zu bringen.

Fallbeispiel: Frau N. haderte mit sich selbst. Sie war davon überzeugt, dass nur die Mutterschaft ihrem Leben Sinn verleihen könnte. Verbissen versuchte sie, Mutter zu werden, weil ihr Seelenheil davon abhing, sich selbst mithilfe des Kindes entfalten zu können. So sehr sie und ihr Mann es versuchten, es wollte nicht klappen, obwohl körperlich alles in Ordnung war. Frau N. konnte sich nicht vorstellen, Erfüllung außerhalb der Elternschaft zu finden. Sie meinte, sie hätte den falschen Job, den falschen Freundeskreis, den falschen Familienkreis und befände sich überhaupt im falschen Leben. Sie wusste nicht, mit welchen Talenten sie gesegnet war, und meinte nur lapidar, dass sie nichts wirklich gut könne. Alles langweilte sie. Alles war nicht wirklich ihres. Es gab nichts, aber auch gar nichts auf der Welt, was ihr Erfüllung schenken konnte. Nun sollte es die Mutterschaft sein. Ich fragte Frau N., was sie als Kind immer gerne gemacht hatte und ob es eine Tätigkeit gab, bei der sie die Zeit vergessen und in der sie ganz und gar aufgehen würde. Doch sie konnte sich nicht erinnern und auch so gab es nichts, was sie die Zeit vergessen ließ und ihr glückliche Gefühle schenkte. Ich gab ihr zur Hausaufgabe, jede Tätigkeit aufzuschreiben, die bei ihr freudige Momente auslöste, denn es galt, sich selbst neu kennenzulernen und zu finden. Es dauerte einige Zeit, bis sie entdeckte, dass ihr der Umgang mit Tieren große Freude bereitete. Nur durch Zufall entdeckte sie es, als sie von den Nachbarn gebeten wurde, im Urlaub Hund und Katze zu versorgen. Frau N. hatte eine natürliche Gabe, liebevoll mit Tieren umzugehen, und fühlte sich dabei so glücklich wie sonst nicht. Diese Erkenntnis löste bei ihr eine Kehrtwende aus. Sie ließ sich zur Tierheilpraktikerin ausbilden und eröffnete

dann eine Praxis mit einer Kollegin zusammen. Zur Eröffnungsfeier war sie bereits schwanger. Ihr Sohn wächst nun ganz idyllisch in einem großen Garten mit vielen Tieren auf.

Dankbar zu sein für das eigene Dasein wirkt tröstend und versöhnt mit dem Leben. Und es wirkt einfach, indem man es innerlich denkt oder laut ausspricht. Noch wirkungsvoller kann Dankbarkeit Zufriedenheit schenken, wenn sie in kleinen, liebevollen Ritualen Raum zur Entfaltung erfährt.

Eine schöne Idee habe ich von einem Kinderwunschpaar erhalten, das dafür seine Hochzeitskerze täglich entzündet hat. Mann und Frau haben sich also jeden Tag Zeit genommen, die Kerze zu entzünden und gemeinsam dafür zu danken, dass sie einander haben, sich lieben und in dieser schweren Zeit zusammenhalten. Ein anderes Paar hat sich einmal wöchentlich für ein gemeinsames Dankgebet Zeit genommen. Dazu sind beide vor die Kommode getreten, auf der ihr Hochzeitsfoto stand, haben sich in die Arme genommen und für alles Gute und Schöne in ihrem Leben gedankt. Ein Dank kann auch immer die Bitte beinhalten, dass sich der Herzenswunsch nach einem Kind erfüllt, auf welche Weise auch immer. Wie schön ist es, wenn ein Paar diesen Herzenswunsch gemeinsam bekundet und ihn miteinander in Liebe und Hoffnung zum Ausdruck bringt.

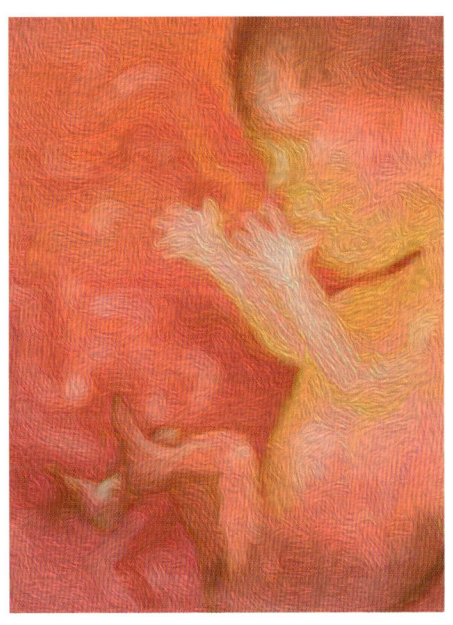

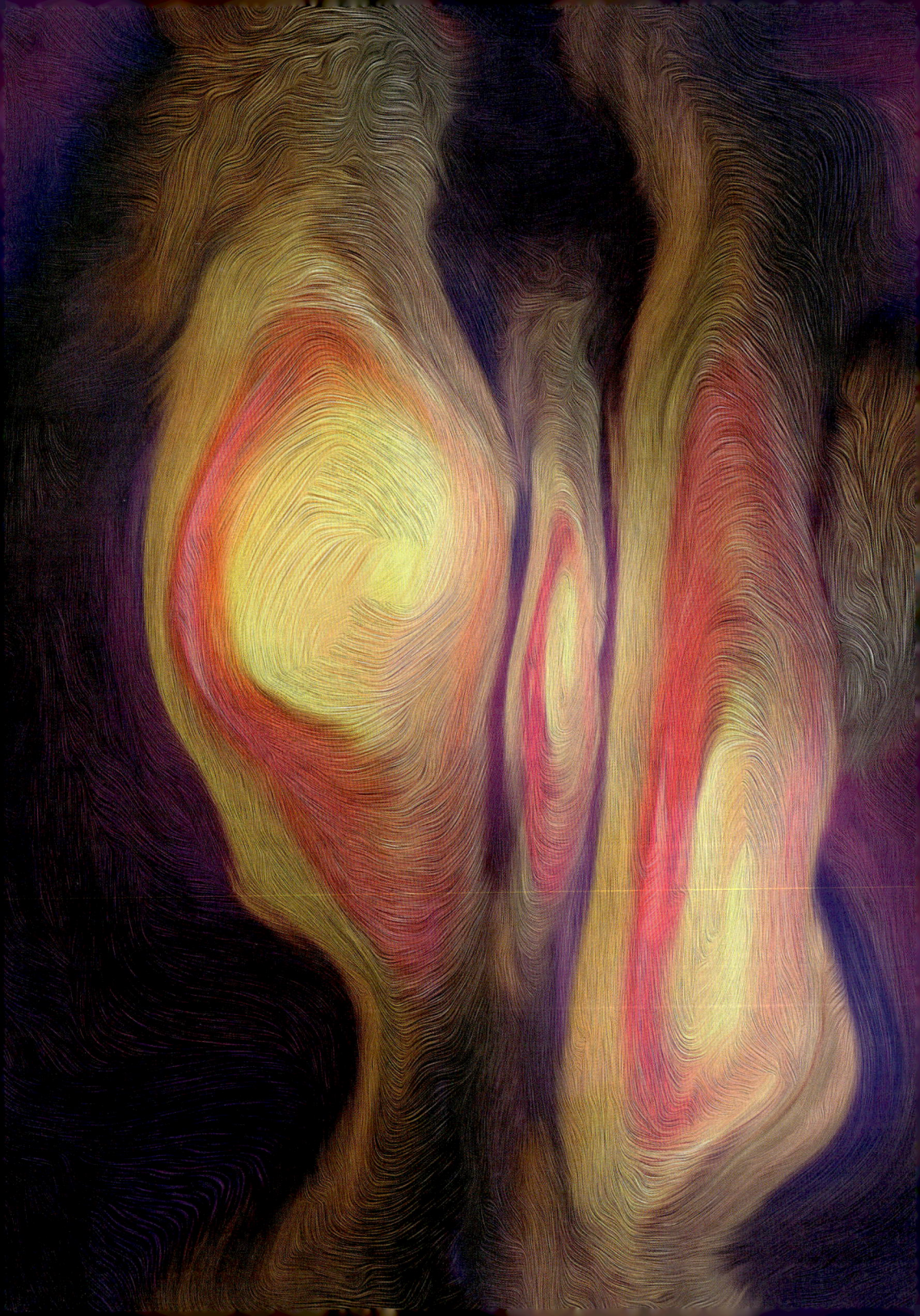

Hingabe ans Leben im Hier und Jetzt

Alles im Leben ist Hingabe

Widerstände kosten viel Kraft und bringen einen nicht voran. Wenn etwas im Leben nicht funktioniert, dann bringt es nichts, vehement dagegen anzukämpfen. Es verstärkt sich nur, wird mächtiger, setzt aggressive Energien frei und kostet schließlich kostbare Lebenskraft. Allerdings ist es wichtig, wachgerüttelt zu werden. Ein solcher Motivationsschub ist manchmal wichtig, damit man die nötigen Schritte im Leben einleitet, die jetzt anstehen. Danach ist Hingabe gefragt. Und zwar die Hingabe an verschiedene Lösungsmöglichkeiten. Das heißt, dass nicht der Kampf und der Widerstand die eigentliche Kehrtwende einläuten, sondern das Engagement für gangbare Wege. Diesen Wegen gilt es sich mit Leib und Seele hinzugeben.

Das beginnt schon damit, dass Sie sich bereit fühlen für einen bestimmten Weg. Sie müssen diesen Weg gehen wollen mit der ganzen Kraft ihres Herzens! Spüren Sie mit jeder Faser ihres Seins, dass dieser Weg gut und richtig für Sie ist. Die Entscheidung liegt bei Ihnen, auch wenn der Arzt Ihnen mehrere Möglichkeiten aufzeigt. Sie allein wenden sich einem für Sie stimmigen Weg zu und geben sich ihm dann hin.

Hingabe hat nichts mit Aufgeben oder mit einer Opferhaltung zu tun. Hingabe ist eine aktive Entscheidung, sich auf einen Weg einzulassen und ihn zu beschreiten, so, wie es richtig ist und dem Fluss des Geschehens entspricht. Sie schwimmen also mit dem Strom und sparen dadurch Lebensenergie, die Sie an anderer Stelle benötigen, zum Beispiel für eine künstliche Befruchtung. Hingabe ist ein wirkliches Ja zu sich selbst, ein Ja zur Elternschaft und ein Ja zum Weg zum Wunschkind. Herzenskraft, Tatkraft, Engagement, Hoffnung, Freude und Zuversicht kennzeichnen die Hingabe ans Leben. Gleichzeitig bedeutet Hingabe nichts anderes, als das Leben anzunehmen, wie es ist, eben auch mit all diesen schmerzhaften Erfahrungen, mit grenzwertigen Herausforderungen, mit Niederlagen, aber auch mit hoffnungsfrohen Erfolgen.

Fallbeispiel: Frau P. wirkte sehr verbittert, als sie zu mir kam. Ich empfing sie an der Eingangstüre zum ersten Mal – natürlich ohne sie vorher zu kennen – und sie fiel mir sogleich um den Hals mit heißen Tränen im Gesicht. Mit erstickter Stimme bat sie um Entschuldigung, klammerte sich aber Hilfe suchend an mich. Behutsam hielt ich sie fest, bis der schlimmste Schmerz vergangen war, reichte ihr dann ein Taschentuch und brachte sie die Treppe hinauf in das Behandlungszimmer. Mit stockender Stimme berichtete sie, dass sie sich so sehnlichst ein Kind wünschte, aber fürchterliche Angst hatte vor einer künstlichen Befruchtung. Sie war weder bereit, die hormonelle Stimulation auf sich zu nehmen, noch irgendeinen Schritt in Richtung Wunschkind zu unternehmen. Da aber ihr Fall medizinisch so eindeutig war, dass es ohne eine medizinische Behandlung im weiter entfernten Ausland nicht zu einer Schwangerschaft kommen würde, war es nun meine Aufgabe, sie innerlich auf die notwendigen Aktionen vorzubereiten. Frau P. gab sich weiterhin widerspenstig. Ihre Angst vor der künstlichen Befruchtung war größer als ihr Wunsch nach einem Kind. Gemeinsam mit einer fundierten psychologischen Betreuung gelang es viele Monate später mit vereinten Kräften, in Frau P. Vertrauen zu erwecken, sodass sie sich der gesamten Kinderwunschbe-

handlung endlich hingeben konnte und nicht mehr dagegen ankämpfte. Entspannungs- und Atemübungen sowie viele Gespräche – auch zum Thema Gottvertrauen – brachten dann die Wende. Frau P. war bereit, all das anzunehmen, was das Leben jetzt von ihr forderte. Sobald sie den ersten Schritt getan hatte, konnte sie sich ganz leicht dem gesamten Prozedere der künstlichen Befruchtung hingeben, ohne Widerwillen in sich zu verspüren. Entsprechend wurde sie belohnt und gleich im ersten Versuch schwanger.

Glaube und Gewissheit, dass das Richtige im Leben geschieht

Die Lebenserfahrung zeigt, dass man manchmal erst zu einem späteren Zeitpunkt den Sinn bestimmter Ereignisse erkennen kann. Im Lebensrückblick zeigt sich in mancher Katastrophe auch der wahre Segen. Wer allerdings mitten auf dem Weg zum Wunschkind ist und nicht weiß, ob und wann sich die Sehnsucht nach einem Kind erfül-

len wird, will von solchen Überlegungen nichts wissen. Ein Segen soll das sein? Nein danke. Das ist grotesk. Wer es auf sich nimmt, mit allen Mitteln der modernen Medizin schwanger zu werden, der empfindet es als äußert zynisch, wenn ihm jemand sagt, dass in all dem Leid und der Quälerei auch noch ein großes Glück liegen soll.

Das ist wahr und mehr als verständlich, und doch beweist das Leben, dass viele Wunder sich erst viel später zeigen, nachdem man ein Stück des Weges gegangen ist. Vieles im Leben erschließt sich nicht von alleine. Es scheint zunächst absolut sinnlos zu sein. Sinnlose Schmerzen, sinnloses Leiden, sinnloses Bemühen um das Kind, das nicht kommen will. Dem menschlichen Verstand will kein einziger Grund einfallen, warum all die Warterei und Plagerei noch etwas Gutes beinhalten soll. Die Weisheit besteht nun darin, trotz all der Sinnlosigkeit um sich herum weiterhin den Glauben daran zu bewahren, dass alles im Leben seine Richtigkeit hat und dass es dem Menschen nicht gegeben ist, alles zu begreifen, zu ergründen und einen Sinn daraus zu ziehen.

Sobald Sie erkennen und wissen, dass Sie nichts wirklich wissen, können Sie innerlich loslassen und sich entspannen. Sie werden sich nicht mehr abmühen, krampfhaft nach einem Sinn zu suchen, nach Gründen, Kausalitäten und Erklärungen zu jagen und sie vom Leben einzufordern. Sie werden dann eher in der Lage sein, das Leben so anzunehmen, wie es ist, mit allem Unerklärlichen und allem Unbegreiflichen.

Der Leitsatz, der Sie dann führen wird, heißt: Es wird schon alles seine Richtigkeit haben. Dieser Satz schafft Vertrauen in Zeiten der Unruhe und Ungewissheit. Sie werden keine Energie mehr darauf verwenden, nach einer Ursache und einem Sinn zu suchen, in der Gewissheit, eine zufriedenstellende Erklärung zu finden oder eventuell einen Schuldigen (warum lässt Gott das zu?) dingfest zu machen. Stattdessen werden Sie Ihre Energie darauf verwenden, die Dinge in Angriff zu nehmen, anzupacken und das in Ihrem Leben zu verändern, das Sie dann schrittweise zum Wunschkind bringt.

Dieser Satz tröstet aber auch, wenn ein Versuch scheitert und Sie erneut starten müssen. Niemand weiß schließlich, ob und wann sich Ihre Sehnsucht nach einem Kind erfüllen wird. Es ist, wie es ist. Was sollen Sie sich den Kopf darüber zerbrechen?

Sie beginnen den Weg zum Wunschkind mit dem allerersten Schritt und setzen immer einen Fuß nach dem anderen voreinander. Schritt für Schritt geht es weiter. Auch der härteste, weiteste Weg beginnt mit dem ersten Schritt und führt dann stetig weiter. Sie können zwar das Ende nicht erkennen, aber sie gehen einfach weiter voran. Dazwischen wird es Momente geben, in denen Sie fast zerbrechen und nicht mehr weiterkönnen oder -wollen. In diesen Momenten stehen Ihnen dann Menschen wie ich zur Seite. Sie erholen sich, tanken neue Kraft und setzen dann wieder einen Fuß vor den anderen.

Eine Möglichkeit, seelischen Ballast loszuwerden, wenn Sie gar nicht mehr können, ist, ihn innerlich einfach abzugeben. Für die meisten Menschen ist die Vorstellung, dass es liebevolle Engel gibt, die bereit sind, die schwere Last des Lebens für Sie zu tragen, sehr tröstlich. Sollten Sie ein gläubiger Menschen sein, können Sie Ihr ganzes Leid gedanklich Gott und den Engeln übergeben. In den Momenten, in denen Sie es selbst nicht mehr schaffen, trägt dann jemand anderes für Sie das schwere Schicksal. Im Gebet geben Sie alles ab, was Ihnen auf der Seele liegt und Sie so belastet, dass Sie für nichts anderes mehr Kraft haben.

Dieses Abgeben der Sorgen und des Kummers kann aber auch auf eine andere Weise geschehen. Manche Menschen bevorzugen es, sich alles von der Seele zu schreiben oder es kreativ zu verarbeiten. Oder sie vergraben es mit einem Ritual, verbrennen es mit Räucherwerk, spülen es in der Toilette herunter oder verbrennen das, was sie niedergeschrieben haben.

Der Umgang mit den vier Elementen ist hierbei ein wichtiger Bestandteil. Nutzen Sie diese schamanischen Kräfte, wenn Sie spüren, dass Sie sie gebrauchen können.

Übung: Schreiben Sie Ihr gesamtes Leid auf einen Zettel. Bitten Sie innerlich um Erleichterung, um Balance und inneren Frieden. Dann verbrennen Sie den Zettel, verbrennen

Sie ihn zusammen mit Kräutern und Räucherwerk, spülen Sie ihn die Toilette herunter oder vergraben Sie ihn in der Erde.

Meiner Erfahrung nach wirkt jegliches Verbrennen besonders reinigend und klärend. Es entfaltet eine starke spürbare Kraft, die berührend ist und nachhaltig wirkt.

Ganz nach Belieben können Sie solche Rituale immer wieder zelebrieren.

Fallbeispiel: Frau E. war eine kleine, lustige Person, der man nicht ansah, dass sie unter einem unerfüllten Kinderwunsch litt. Sie beherrschte die Kunst der Verdrängung perfekt, setzte eine fröhliche Maske auf und erschien fast immer heiter bei mir zu den Behandlungen. Dass all diese Heiterkeit nur aufgesetzt war, konnte ich aber schnell erkennen. Dennoch ist dies nicht immer die schlechteste Strategie, um die Zeit auf dem Weg zum Wunschkind zu überstehen. Aber auch hier gibt es Grenzen, und diese Grenze zeigte sich bei Frau E. eines Tages ganz vehement. Sie brach schluchzend in Tränen aus und begann rückhaltlos zu klagen und zu jammern. Nichts konnte sie aufhalten. Und das war auch gut so. Alles Leid brach aus ihr heraus. Lange genug hatte es sich in ihr aufgestaut. Ich ließ sie weinen, hielt ihre Hände und wartete geduldig, bis der Tränenfluss allmählich abebbte.

Frau E. gestand mir, dass sie einfach keine Kraft mehr hatte und ihr alles über den Kopf wuchs. Sie war völlig am Ende, körperlich und seelisch. Da Frau E. immer meine vielen kleinen Engelchen und meine selbst gemalten Engelbilder bewunderte, wenn sie bei mir war, riet ich ihr, ihr gesamtes Leid doch einfach den Engeln zu übergeben. Komplett alles. Nicht immer gebe ich diesen Ratschlag, nur wenn ich mir sicher bin, dass er niemanden verwirrt. Frau E. war dankbar für diesen Hinweis. Sobald Sie sich überrollt fühlte, musste sie nun nicht mehr die Starke spielen und Fröhlichkeit aufsetzen, obwohl ihr zum Heulen zumute war. Sie konnte rechtzeitig vor einem Zusammenbruch ihren ganzen Kummer einer höheren, versorgenden und liebenden Instanz überlassen, in ihrem Fall den liebevollen himmlischen Engelskräften.

Es ist nicht immer einfach, darauf zu vertrauen, dass alles seine Richtigkeit hat – auch die Strapazen im Leben –, aber es erleichtert das Leben ungemein, wenn man jegliche Art der Verkrampfung loslassen kann, nicht bohrend alles hinterfragt, was sowieso nicht zu begreifen ist, sondern sich der eigenen Bestimmung im Leben anvertraut. Und diese Bestimmung wird sich zeigen, auf welchem Weg auch immer. Sie wird sich erfüllen.

Tiefes Entspannen

Wege, Wohlbefinden zu erfahren und sich heilsamen Prozessen hinzugeben, gibt es viele. Ein ganz besonders wirksamer Weg ist die tiefe Entspannung. Dabei geschieht nichts, wofür Sie sich anstrengen müssen. Entspannung fließt in Sie ganz mühelos hinein und trägt Sie hinweg in Ebenen der Seligkeit. Sie verlieren dabei jegliches Zeitgefühl und jegliche Gedanken, die Sie stets daran erinnern, wie verworren doch alles ist, treten in den Hintergrund. Während der Entspannung ist nichts mehr wichtig. Sie erfahren einen heiligen Zustand des Gewahrseins, dass Sie sich selbst spüren und sich bewusst sind, dass es Sie gibt. Das ist die Erfahrung Ihres Seins. Sie sind einfach nur da, Sie leben, und nichts anderes ist wichtig in diesen Momenten. Der ganze menschliche Ballast Ihres Lebens fällt von Ihnen ab, verliert seine Bedeutung, wird unwesentlich.

Es wird vielleicht eine Weile dauern, bis Sie diesen schwebenden Zustand des Seins erreicht haben, aber er tritt irgendwann ein, wenn Sie es einfach geschehen lassen. Sie gleiten ganz sanft in einen entspannten Bewusstseinszustand, der einer tiefen Trance gleicht. Anfangs kommen und gehen die Gedanken, wandern aktiv herum und sind präsent. Irgendwann wird es auch unwichtig, wenn Gedanken auftauchen. Sie achten nicht mehr darauf, sondern gleiten immer tiefer in die Entspannung, bis Sie das Gefühl haben, gleich gar nicht mehr da zu sein. Natürlich geschieht nichts dergleichen, aber Ihr inneres Gefühl verlässt die reale Ebene des Verstandes und des wachen, kontrollierenden Bewusstseins und wechselt in Ebenen, in denen Tagträume, Visionen, Eingebungen oder ganz einfach ein wunderbares „Nichts", das

sich leicht und locker anfühlt, zu Hause sind.

Der entspannte Bewusstseinszustand führt dazu, dass nun Kräfte in Ihnen aktiv werden können, die heilsam wirken. Ihre Selbstheilungskräfte entfalten sich und Sie empfinden tiefe Erholung – und Regeneration tritt ein.

Viele meiner Kinderwunschpatienten rutschen ganz in die tiefe Entspannung und schlafen sogar richtig ein. Gleichmäßiges Atmen und eventuell sogar ein leises Schnarchen zeigen mir dann, dass sich ihr Körper seinen wohlverdienten Heilschlummer gönnt.

Mit dieser körperlichen Entspannung geht gleichzeitig die seelische einher. Alles in Ihnen beruhigt sich und leitet weitere Prozesse ein, die heilende Impulse freisetzen. Heilung heißt hierbei nicht, dass Sie sofort schwanger werden. Stattdessen bedeutet Heilung, dass Leib und Seele wieder zur Harmonie finden. Diese Harmonie kann durchaus gewährleisten, dass sich Ihr Zyklus normalisiert und es dadurch zu einer Empfängnis kommt, wenn keine schwerwiegenden Sterilitätsprobleme vorliegen. Ich habe selbst kleine Wunder beobachten dürfen, nämlich dass sich ein Kind einstellt, obwohl dieses Ereignis eigentlich außerhalb jeglicher medizinischer Erklärungen liegt.

Heilung kann aber zunächst auch „nur" bedeuten, dass Sie sich viel entspannter dem Weg zum Wunschkind hingeben und ihn vertrauensvoll beschreiten können. Angst, Panik und Sorgen lösen sich auf und hinterlassen diese angenehme Gelassenheit, die das Leben wieder lebenswerter macht.

Entspannung setzt Kräfte und Energien frei, die Sie für Aktivitäten nutzten können, die nötig sind auf dem Weg zu Ihrem Wunschkind.

Während meiner Heilbehandlungen sorgen mehrere Faktoren für Entspannung. Da sind zum einen die sanften, rhythmischen Berührungen, die einfach wohltun und sofort für ein „Herunterfahren" von körperlichen und seelischen Anspannungen führen. Zum anderen wirken sanfte Klänge, wohlige Wärme, aromatische Düfte und eine angenehme Körperposition für das letzte Quäntchen Entspannung. Nun kann alles fließen!

Ohne mein Zutun können Sie zu Hause auch jederzeit selbst für Ihre Entspannung sorgen. Und zwar ganz einfach und mühelos, ohne dass Sie bestimmte Techniken erlernen oder sich sonst wie anstrengen müssen.

Übung: Schalten Sie sämtliche Lärmquellen ab, sodass Sie garantiert nicht gestört werden. Sorgen Sie für ein angenehmes Raumklima, eventuell mit einer Wärmeflasche oder Heizdecke im Rücken. Suchen Sie sich Klänge, die Sie tief entspannen, und schieben Sie sich eine CD ein. Legen Sie sich ausgestreckt auf den Rücken, entweder ins Bett oder auf eine schöne, flauschig-dicke Decke auf den Boden. Eine weitere dicke Decke, eventuell ein Kissen unter den Knien und unter dem Kopf runden die Entspannungshaltung ab. Atmen Sie ein paarmal tief ein und aus und lauschen Sie jetzt einzig den zauberhaft entspannenden Klängen. Mehr müssen Sie gar nicht tun.

Geben Sie sich dieser Erfahrung hin, nichts tun zu müssen, sondern sich warm eingepackt liegend entspannen zu können. Sie ruhen aus, lassen Ihre Gedanken kommen und gehen und sinken, während Sie bewusst ein- und ausatmen, immer tiefer in die Entspannung. Es kann dann gut möglich sein, dass Sie kurz einnicken oder richtig einschlafen. Lassen Sie es geschehen. Nichts ist wichtig, außer, dass Sie loslassen können und komplett entspannen. Anfangs merken Sie vielleicht noch, wie Sie gerade liegen, ob eine Körperstelle juckt oder ob es Ihnen zu warm oder noch zu kühl ist. Dann aber werden Sie sich immer mehr auf die Wärme im Rücken und die hörbaren Entspannungsklänge einlassen können. Alles andere ist nicht mehr wichtig. Lenken Sie Ihre Aufmerksamkeit auf die Musik, geben Sie sich ihr hin, bis Sie ganz weit weg sind von der Wirklichkeit.

In diesen Momenten kann es sein, dass in Ihnen innere Bilder entstehen, Träume vom Kind oder von einem Leben mit einem Kind. Vielleicht haben Sie auch plötzlich ein Gefühl, wann es klappen könnte. Sie spüren vielleicht also so eine Art Zeitraster im Kopf. Oder Sie bekommen eine Ahnung davon, welchen Schritt Sie noch unternehmen müssen.

Viele Frauen berichten mir, dass ihnen während der tiefen Entspannung bewusst geworden ist, dass der nächste Versuch mit der künstlichen Befruchtung erfolgreich sein wird. Diese Art Vorahnung erleben viele Menschen, wenn sie in einer tiefen Trance sind. Sie haben die Möglichkeit, Zugang zu einem geheimen Wissen zu erlangen, das Ihnen während des Wachbewusstseins in Stress und Hektik nicht bewusst sein kann. Erst die tiefe Entspannung lässt intuitives Wissen zu! Aber auch das nicht immer. Erwarten Sie deshalb gar nichts. Genießen Sie den Zustand des Loslassens und Entspannens. In vielen Fällen ist genau das der richtige Weg: sich einfach um sich selbst zu kümmern, es sich gut gehen zu lassen. Heilung – wie auch immer sie aussehen mag – geschieht dann irgendwie von alleine.

Fallbeispiel: Als Frau A. das erste Mal zu mir kam, war sie eine von den typisch hypernervösen Kinderwunschfrauen. Sie konnte kaum still im Sessel sitzen, geschweige denn ihre Hände oder ihren Körper ruhig halten. Auch ihre Stimme hüpfte unentwegt auf und ab. Sie strahlte Unruhe, Angst und Nervosität aus.

Obwohl sie noch jung war und keine künstliche Befruchtung brauchte, kam sie nicht damit klar, dass es mit einem Kind nicht gleich klappte und sie Geduld aufbringen musste. Monat für Monat kamen ihre Blutungen, und Frau A. war außer sich und sehnte sich so sehr nach einer Schwangerschaft, nur um endlich diesen Zustand des Wartens nicht mehr ertragen zu müssen. Diese Geduld gehörte nicht zu ihren Stärken, sodass sie immer nervöser wurde und sich immer mehr seelisch wie körperlich verkrampfte.

Doch schon die erste Heilbehandlung verlief positiv. Frau A. schlief währenddessen ein und ließ ein sanftes Röcheln erklingen. Ich beendete die Heilbehandlung dann wie immer ganz sachte und setzte mich neben sie – wie ich es immer tue –, um den Liegenden Zeit zu geben, allem in sich nachzuspüren und dann wieder ganz ins Hier und Jetzt zurückzukehren. Frau A. jedoch wollte und wollte nicht aufwachen.

Sie war mittlerweile fest eingeschlafen, und irgendwann musste ich sie zart wecken, um sie wieder ins Wachbewusstsein zu holen. Sie war ganz erstaunt darüber, wie leicht es ihr gelungen war, sich tief zu entspannen und dann sogar einzuschlafen. Ganz rosig sah sie aus, viel ruhiger und mit einem Lächeln auf den Lippen. Sie nahm meine Heilbehandlungen jede zweite Woche in Anspruch und konnte sich schließlich ganz entspannt auf die Wartezeit zum Wunschkind einlassen. Nach ein paar Monaten war die Zeit des Wartens dann endlich vorbei und sie wurde schwanger.

Die eigene Kreativität nutzen

Auf dem Weg zum Wunschkind ist der Faktor Zeit ein Feind, den viele Kinderwunschpaare zu bekämpfen versuchen. Nicht zu wissen, wann es endlich so weit sein wird, ist eine der größten Herausforderungen auf dem Weg zum Wunschkind. Denn fast allen Kinderwunschpaaren ist bewusst, dass sich ihr Kinderwunsch früher oder später erfüllen wird, wenn sie sich öffnen für all die Möglichkeiten und Wege, die zu einem Kind führen – und sei es durch eine Adoption. Doch niemand kann sagen, wann die Erfüllung, endlich Eltern zu sein, eintritt. Bis dahin liegen lange Phasen des Wartens, in denen nichts geschieht. Auch zwischen einer gescheiterten künstlichen Befruchtung und dem nächsten Versuch liegt oftmals viel Zeit. Das Paar muss sich während dieser Zeit erst einmal wieder finden und sich darüber klar werden, ob es noch auf dem richtigen Weg ist. Scheitern mehrere Versuche, sinken Mut und Hoffnung immer mehr. Es wird immer mühsamer, sich selbst zu motivieren, dranzubleiben. Und es wird immer schrecklicher, die damit verbundenen Wartezeiten ohne nervliche Zusammenbrüche durchzustehen.

Ich empfehle für all diese aufreibenden Phasen und Wartezeiten, sich wieder ganz auf sich selbst zu besinnen. Die auf den ersten Blick sinnlos vertane Zeit kann mit Lebendigkeit gefüllt werden, ganz gleich, wie das dann konkret aussieht. Nichts spricht dagegen, das Leben zu genießen und zu tun, was Spaß macht! Hierbei geht es nicht primär um Ablenkung, sondern um die Entdeckung der eigenen Fähigkeiten und Gaben. Wartezeiten sind immer auch eine Chance, sich mit sich selbst zu beschäftigen und sich selbst immer besser kennenzulernen, vielleicht auch neue Seiten an sich zu entdecken.

Fragen Sie sich:
- *Wo liegen meine Stärken?*
- *Was mache ich gerne?*
- *Welche Tätigkeiten machen mir Freude?*
- *Welche Gaben und Schätze liegen noch in mir verborgen?*
- *Welche Art der Kreativität möchte ich noch ausleben?*
- *Welche Tätigkeiten würden mein Leben bereichern?*

Die Kinderwunschzeit ist auch immer eine gute Zeit, um Neues anzufangen, das nichts mit dem Kinderwunsch zu tun hat. Auf diese Weise fixieren Sie sich nicht krampfhaft auf eine Schwangerschaft, sondern nutzen die Lebenszeit mit freudvollen Aktionen. Es ist nie zu spät, ein neues Hobby zu beginnen oder Altvertrautes und Vergessenes wieder auszugraben, daran anzuknüpfen und zu perfektionieren.

Ich habe schon etliche Frauen begleitet, die plötzlich wieder einst lieb gewonnene und dann vernachlässigte Tätigkeiten aufnahmen und darin Erfüllung und Frieden fanden. Ob es sich dabei um das Plätzchenbacken, das Lesen, das Skifahren, das Musizieren, eine sportliche Herausforderung oder ein anderes Hobby handelt, ist völlig gleichgültig. Es müssen auch keine klassischen kreativen oder künstlerischen Tätigkeiten sein, es soll einfach Freude bereiten. Auch Kurse und Seminare bieten sich an, sich selbst zu verwöhnen und den eigenen Horizont zu erweitern. Ein Tanzkurs, ein Sprachkurs, ein Computerkurs, ein Handarbeitskurs, was auch immer, es soll Ihnen zeigen, was noch alles in Ihnen steckt. All diese Tätigkeiten stärken das Selbstvertrauen, machen selbstbewusst und weisen oft neue Wege auf, die auch dann noch für Erfüllung und Freude sorgen, wenn das Wunschkind längst da ist.

Fallbeispiel: Frau S. wusste nicht so recht, was sie mit sich anfangen sollte. Sie hatte Lust auf etwas ganz Neues, um sich die Wartezeit aufs Wunschkind zu verkürzen. Sie überlegte lange, was das Richtige für sie sein könnte. Da sie sich gerne bewegte, sollte es etwas Aktives sein. Aber für Sport interessierte sie sich nicht wirklich. Sie fing an zu joggen, aber das war ihr auf die Dauer zu langweilig. Schließlich meldete sie sich für einen Kurs in orientalischem Tanz an. Dort blühte sie regelrecht auf. Die Tanzstunden wurden bald zu ihrem allwöchentlichen Highlight während der langen Wartezeit. Stolz berichtete sie mir, dass sie die Strapazen der künstlichen Befruchtung mithilfe der sanften Beckenbewegungen, die sie im Kurs erlernt hatte, besser verarbeiten konnte. Sie hatte richtig Freude an diesem Kurs, besuchte gleich noch einen und trat schließlich einer festen

wirksam. Sanft streiche ich mehrmals über den Nacken bis zum Halsansatz am Kopf, wodurch sich Verspannungen lösen. Dann kreise ich mit den Fingerkuppen über die Kopfhaut. Moderne Menschen sind sehr verstandesorientiert und kopflastig. Die sanfte Heilarbeit am Kopf wirkt entlastend und sorgt dafür, dass sie ihre Gedanken und Emotionen loslassen können.

Wenn ich meine Hände über die Ohren lege, dann tritt eine Art Gedankenpause ein, die wohltuend und regenerierend ist. Ich spüre dann meistens eine Art starkes Ziehen in meinen Handflächen. Für mich ist dieses Ziehen wie ein Herauslösen von spürbarem Schmerz über Dinge, die man nicht mehr hören und nicht mehr ertragen kann. Oft braucht es eine Weile, bis das Ziehen nachlässt. Dies ist dann das Zeichen für mich, meine Hände woanders hinzuführen.

Zum Ausgleich für die langen Phasen des Handauflegens am Kopf wechsele ich schließlich zu den Beinen und Füßen. Die Beine und Füße stehen symbolisch für die Standfestigkeit im Leben und das sichere Schreiten auf dem Weg zum Wunschkind. Und genau da hapert es zurzeit sehr. Fast alle Kinderwunschpatientinnen fühlen sich dem Leben hilflos ausgeliefert. Ihnen fehlt Standfestigkeit. Alles in ihrem Leben kommt stattdessen ins Wanken und bedarf irdisch erfahrbarem Selbstvertrauen und Gottvertrauen.

Ich berühre die Beine, die Knöchel und die Füße. Dort bleibe ich meistens ebenso lange mit meinen Händen wie am Kopf. Kalte Füße sind natürlich ein Markenzeichen für Frauen. Gibt es überhaupt eine Frau ohne kalte Füße? Vor allem im Winter sind trotz wärmender Maßnahmen Hände und Füße kühl oder richtig kalt. Dann tut es gut, meine Hände zu spüren, die sich für einige Zeit um die gesamten Füße schließen, sie halten und ihnen das sichere Gefühl der Standhaftigkeit zurückgeben. Dies sind dann auch die Momente, in denen die meisten Frauen kurz einschlafen. Die Kopfbehandlung ist beendet, Schulter und Nacken sind gelöst, und nun sind die Füße das letzte i-Tüpfelchen – sie fühlen nun sich warm und wohl.

Beim Handauflegen geht es aber nicht nur um heilende Impulse, die im Körper der Patientin angestoßen werden. Es geht auch um die Erfahrung des Gehaltenwerdens. Diese wird vor allem dann intensiv erlebt, wenn ich für längere Zeit den Kopf in meinen Händen halte – oder die Füße. Das Gehaltenwerden vermittelt ein Gefühl von Frieden, wem ich für eine Weile den Kopf halte, gelingt es, innerlich endlich loszulassen von allen Belastungen. Schwerelosigkeit, Leichtigkeit, Lebensfreude, Unbekümmertheit und Sorglosigkeit können sich ganz allmählich im Inneren entfalten. Die friedliche Entspannung ist körperlich spürbar und tut der Seele unendlich gut.

Diese Minuten sind sehr kostbar. Deshalb nehme ich mir besonders viel Zeit, sie zu zelebrieren. Sich die Hände auflegen zu lassen von jemandem, der dies beruflich ausführt, viel spürt und übermitteln kann, ist eine wunderbare Erfahrung. Dennoch ist es auch möglich, dass Ihr Partner Ihnen die Hände auflegt. Und Sie dann ihm. Dazu bedarf es keiner Ausbildung, sondern einzig dem liebenden Gefühl der Zuneigung, diesen Liebesdienst gerne zu erweisen. Es kommt dabei nicht auf technisches Können an. Tun Sie es einfach.

Übung:
Hände auflegen – Partnerarbeit
Legen Sie die Hände an Ihrem Partner auf. Lassen Sie Ihre Hände lange genug liegen, bis Sie ein friedliches, harmonisches Gefühl empfinden. Hektisches Wechseln der Handpositionen im Sekundentakt wäre kontraproduktiv. Lassen Sie die Hände mindestens zwei Minuten lang auf einer Stelle liegen, wenn möglich noch länger. Seien Sie dabei selbst ganz still und ruhig. Genießen Sie es, in aller Ruhe Ihre Hände auf dem Körper Ihres Partners liegen zu lassen und dabei tief ein- und auszuatmen.
Natürlich ist es am schönsten, wenn Sie sich dabei ganz gemütlich hinlegen können und die Berührungen in aller Ruhe und Gelöstheit empfangen können. Ist niemand da, der sich Ihnen in Liebe widmet, dann können Sie sich jederzeit auch selbst die Hände auflegen.

Sich selbst die Hände auflegen
Legen Sie sich dazu ganz entspannt auf den Rücken. Eine Hand legen Sie auf Ihren Bauch, die andere auf die Brust. Schließen Sie die Augen und lassen Sie Ihren Atem gleich-

mäßig fließen. Spüren Sie, wie Ihr Atem dorthin strömt, wo Ihre Hände liegen. Stellen Sie sich vor, wie wohlige Wärme und lichtvolle Heilkraft in Ihren Körper fließen und sich harmonisch überall ausbreiten. Wenn Sie möchten, können Sie dabei auch Musik hören und die erholsamen Klangwellen ebenso in sich aufnehmen.

Lassen Sie Ihre Hände so lange dort liegen, bis Sie das Gefühl haben, sie auf eine andere Körperstelle legen zu können. Auch hier haben Sie die Wahl: Entweder legen Sie Ihre Hände auf zwei verschiedene Körperstellen oder beide Hände gleichzeitig beziehungsweise nebeneinander auf eine einzige Körperstelle.

Unterbrechen Sie den Atemfluss nicht, sondern lassen Sie Ihren Atem frei strömen. Nehmen Sie wahr, wie Sie immer tiefer und gleichmäßiger atmen und sich dabei immer entspannter fühlen.

Sollten Sie bei einer Behandlung oder Selbstbehandlung einschlafen, so ist das nicht schlimm. Es geschieht immer genau das, was geschehen soll.

Durchhaltestrategien für die künstliche Befruchtung

Die meisten Kinderwunschfrauen kommen zu mir, wenn sie mitten in einer Behandlung zur künstlichen Befruchtung stecken. Entweder ist die Entscheidung schon gefallen und es heißt, die ersten Schritte zu gehen, oder die künstliche Befruchtung selbst steht kurz bevor. Wieder in anderen Fällen kommen die Frauen, wenn der Embryo oder die Embryonen bereits eingesetzt worden sind und nun abgewartet werden muss, ob es zu einer Schwangerschaft kommt. Manche Frauen haben aber auch schon gescheiterte Versuche hinter sich und befinden sich in einer mehr oder weniger langen Regenerationsphase, bevor die nächste künstliche Befruchtung ansteht.

Wenn eine Frau vor der ersten künstlichen Befruchtung zu mir kommt, weiß sie noch gar nicht, was so genau auf sie zukommt. Während Männer den einfacheren Part bei dieser Prozedur haben – die Abgabe des Samens –, ist das Prozedere für Frauen meistens körperlich und seelisch sehr anstrengend. Nicht immer ist es dabei einfach, körperliche Vorgänge mit den seelischen Empfindungen zu vereinbaren. Oft klafft zwischen Leib und Seele eine große Lücke, die nur unzureichend gefüllt werden kann.

Durch die starken Hormongaben fühlen sich fast alle Frauen nicht mehr wie sie selbst. Euphorische Gefühle wechseln sich mit Niedergeschlagenheit ab. Der Bauch fühlt sich prall und aufgequollen an, manchmal ist das sogar sehr schmerzhaft, sodass fast jeder Schritt wehtut. Stets ist es wichtig, regelmäßig zu Kontrollterminen beim Arzt zu gehen, wenn Schmerzen auftreten oder andere Beschwerden, die mit der hormonellen Stimulation zusammenhängen. Bei manchen Frauen verändern Hormone so stark die Stimmungslage, dass es richtiggehend auffallend ist. Andere empfinden plötzlich weniger oder nehmen sogar fast gar nichts wahr. Dies kann aber auch daran liegen, dass viele Frauen nach wie vor stark beruflich eingespannt sind und gar keine Zeit haben, in ihren Körper hineinzuspüren, während andere Frauen jede kleinste Veränderung körperlich und seelisch wahrnehmen und mit Ängsten und Unwohlsein reagieren.

Fallbeispiel: Frau G. litt sehr unter der hormonellen Stimulation. In ihr reifte eine Menge Eizellen heran, mehr als gedacht, und sie fühlte sich bei jedem Schritt unwohl. Ihr Bauch wäre wie aufgeblasen, meinte sie, obwohl von außen nicht wirklich viel zu sehen war. Aber das Gefühl, gleich zu platzen, begleitete sie durch die Tage. Selbst das Liegen auf meiner Liege bereitete ihr ein gewisses Unbehagen. Sie fühlte sich einfach nicht mehr wohl in ihrem Körper.
Ich staffierte sie mit Kissen aus, damit sie einigermaßen bequem liegen konnte. Die Wärme und Ruhe taten ihrem strapazierten Nervenkostüm auf jeden Fall gut. Sie entspannte sich und schlummerte sogar für ein paar Sekunden ein. Hinterher wäre sie am liebsten gleich ganz liegen geblieben. Ich ahnte, dass es ihr schwerfiel, sich aus diesem leichten und lockeren Seelenzustand zu befreien und ins Alltagsgeschehen zurückzukehren, und ließ sie noch ein paar Minuten ruhen. Allmählich führte ich sie wieder aus ihren Träumen heraus, damit sie den Heimweg antreten konnte.
Für kurze Zeit hatte Frau G. innerlich loslassen können. Die Entspan-

nung half auch ihrem Körper, einigermaßen gut über die Runden zu kommen. Gott sei Dank blieben Frau G. weitere Versuche erspart, denn es klappte gleich beim ersten Mal. Sie wurde schwanger! Einen weiteren Vorteil konnte sie dann zwei Jahre später für sich nutzen: sie hatte genügend eingefrorene Embryonen, die sie für einen zweiten Versuch einsetzen konnte. Auch dieses zweite Mal wurde sie gleich schwanger.

Entspannung, Wellness und angenehme Momente im Alltag sind die wichtigsten Pfeiler, um die Zeit der künstlichen Befruchtung gut zu meistern. Manchmal hilft es auch, sich mit Gleichgesinnten auszutauschen. Den Kontakt zu anderen Frauen in der gleichen Situation wie Sie kann Ihnen Ihr Reproduktionsmediziner vermitteln – es sind immer wieder Kinderwunschpaare bereit, mit anderen Betroffenen über ihre Erfahrungen zu sprechen. Vermeiden sollten Sie allerdings die allzu intensive Recherche im Internet. Zu viele unterschiedliche Informationen verwirren nur und sorgen für Unsicherheit. So etwas kann niemand wirklich gebrauchen und verunsichert unnötig.

Fallbeispiel: Frau T. war eindeutig internetgeschädigt. Sie hatte sich ausschließlich dort informiert und saß nun bei mir und berichtete mir von ihren wirren Eindrücken. Natürlich war sie auch auf Websites gestoßen, die seriös waren. Aber Frau T. war nicht in der Lage, die sachlichen und wichtigen Informationen von den anderen zu unterscheiden. Der Austausch in manchen Foren verlief eher beängstigend. Frau T. entwickelte also zusätzliche Ängste, die sie vorher gar nicht gehabt hatte. Jede Information bezog sie auf sich selbst und fragte mich, was ich denn davon hielte. Ich lächelte nachsichtig und erteilte ihr dann ein eingeschränktes Internet-Verbot. Die relevanten Websites waren Frau T. bereits bekannt. Dort zu surfen, fand ich ganz in Ordnung. Ansonsten brauchte sie auch einige Stunden Entspannung, damit sie wieder den eigenen Wahrnehmungen und Empfindungen vertrauen lernte und den Dingen ihren Lauf lassen konnte. Als Frau T. dann endlich schwanger war, ging das Spiel von vorne los – noch extremer als während der Kinderwunschzeit. Die Horrormeldungen in einschlägigen Foren ließen ihr keine Ruhe. Sie war manchmal völlig aufgelöst, weil sie wieder *irgendwo etwas Schlimmes gelesen hatte. Auch hier half nur, sich rigoros vom Internet fernzuhalten und ganz im Vertrauen zu bleiben, dass alles gut werden würde.*

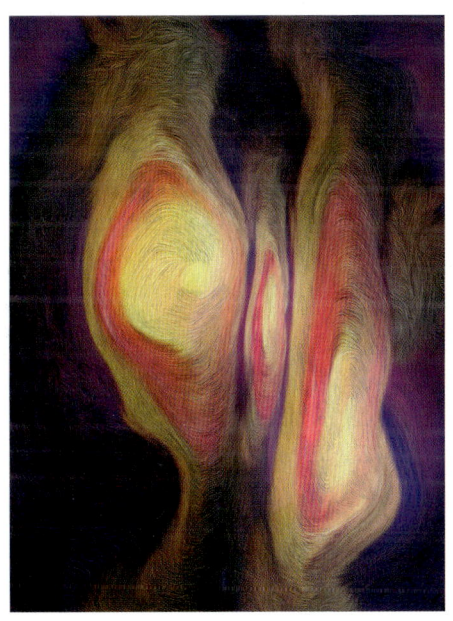

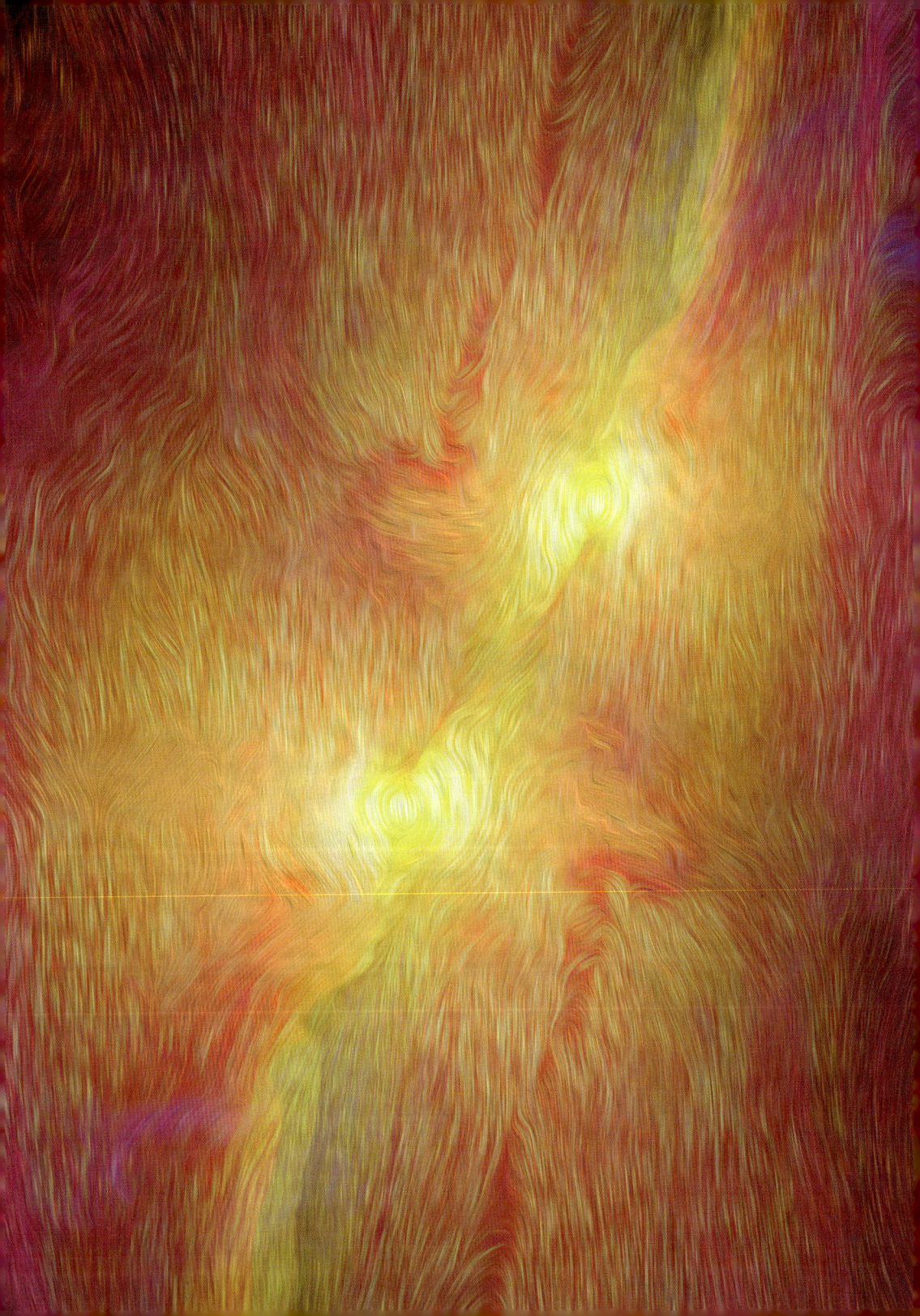

Ein Traum erfüllt sich

Aus dem Kinderwunsch wird ein Wunschkind

Ich liebe diese Momente der absoluten Seligkeit, wenn mir eine Frau mitteilt, dass ihr Schwangerschaftstest positiv ausgefallen ist! Meistens informieren sie mich per Mail und ich freue mich genauso wie das Kinderwunschpaar, dessen Herzenswunsch nun in greifbare Nähe gerückt ist.

Ein positiver Schwangerschaftstest heißt allerdings noch nicht, dass die Schwangerschaft intakt bleibt. Die ersten Wochen entscheiden, was geschehen wird und wie es weitergeht. Doch in den allermeisten Fällen bedeutet ein positiver Test, dass es neun Monate später ein süßes kleines Baby geben wird.

Diesen Kinderwunschpaaren fällt ein Stein vom Herzen. Ihre Freude ist so riesig, dass sie es gar nicht glauben können und zu träumen meinen. Es fließen Tränen vor lauter Glück! Unvorstellbar großartig ist dieser Moment! Jubel, Erleichterung, tiefe Erschütterung und Berührung – die Emotionen schlagen Kapriolen wie nie zuvor. Dennoch sind auch immer die leisen Töne des Zweifels vorhanden. Wird alles gut gehen? Bleibt die Schwangerschaft intakt? Was kommt jetzt auf uns zu? Momente der Verwirrung sind ebenso spürbar. Fragen, ob und wann man es Verwandten und Bekannten erzählen soll, schwirren genauso im Raum wie die Frage nach den nächsten Schritten.

Fast alle schwangeren Paare warten eine Weile, bis sie ihren Verwandten und Bekannten von dem großartigen Ereignis erzählen. Einige möchten diese herrliche

Botschaft zunächst ganz für sich behalten und nur mit dem Partner teilen und ihr Glück ganz innig in der Zweisamkeit auskosten. Manche weihen zunächst nur die engsten Angehörigen ein.

Die wenigsten posaunen die frohe Botschaft überall herum, schon gar nicht beim Arbeitgeber. Dieser wird meistens erst dann informiert, wenn die kritischen zwölf Wochen der Frühschwangerschaft überstanden sind. Manchmal ist es allerdings wichtig, wenn der Arbeitgeber so früh wie möglich von der Schwangerschaft erfährt, weil dann die Mutterschutzgesetze greifen können und die Schwangere gesundheitlich schützen.

Natürlich wird jede Schwangere, die Probleme in der Frühschwangerschaft hat, vom Arzt krankgeschrieben. Die Gesundheit und Sicherheit von Mutter und Kind gehen immer vor. Aber wenn die Schwangere ihre Schwangerschaft verschweigt, stellt das eine weitere seelische Belastung dar, weil sie weiterhin Geschichten erfinden muss, um die Krankschreibung vom Frauenarzt zu erklären. In diesem Moment ist es besser, mit offenen Karten zu spielen.

Fallbeispiel: Frau F. meisterte ihren Job innerhalb eines Berufes, in dem sie auch immer wieder schwere Gewichte tragen musste. Nun war die künstliche Befruchtung gelungen, Frau F. war schwanger und musste dennoch von Anfang an krankgeschrieben werden, da sie zu Blutungen in der Frühschwangerschaft neigte. Sie hatte keinen leichten Stand in ihrem Betrieb und wollte die ersten zwölf Wochen abwarten, bis sie ihren Arbeitgeber einweihte. Immer wieder hatte sie Angst, die Schwangerschaft öffentlich zu machen. Es lag nicht nur am schweren Tragen, sondern vor allem an ihrem Vorgesetzten und Chef, der nicht sehr kinderfreundlich eingestellt war und bekannt dafür war, dass er es gar nicht gerne sah, wenn jemand im Betrieb schwanger wurde. Schließlich musste sie ihm irgendwann Bescheid geben. Als er wie erwartet sehr unfreundlich reagierte, stieg ihr Stresspegel ins Unermessliche. Frau F. musste dann fast die ganze Zeit ihrer Schwangerschaft krankgeschrieben werden, um sie nicht zu gefährden. Hierbei war meine Begleitung ein wichtiger Meilenstein, mit meiner Hilfe konnte sie immer wieder Stress abbau-

en, zuversichtlich bleiben und sich entspannen. Denn trotz der Krankschreibungen fühlte sie sich überlastet und persönlich getroffen von der rigorosen Haltung ihres Chefs. Diese Kränkung musste sie erst einmal verarbeiten. Als Frau F. endlich ganz zu Hause bleiben konnte, entspannte sie sich völlig und erlebte die letzten Wochen voller Freude auf ihr Baby.

Das Baby im Bauch herzlich willkommen heißen

Die ersten Tage der Schwangerschaft erleben ehemalige Kinderwunschpatientinnen als besonders berauschend. Dieses euphorische Gefühl stellt sich auch später immer wieder ein und bringt besondere Momente der Freude mit sich. Die gleichzeitige Sorge um das Ungeborene ist allerdings ebenfalls ständig präsent und versetzt viele Schwangere in Aufruhr. Ihre Nervosität ist grenzenlos. Frühschwangerschaftsbeschwerden wie zum Beispiel morgendliche Übelkeit kommen manchmal noch erschwerend hinzu und sorgen ihrerseits für weitere Sorgen und Verstimmungen.

Viele Frauen möchten sich in dieser Zeit noch so gar nicht mit dem wachsenden Baby auseinandersetzen. Sie haben Angst, eine allzu frühe Bindung zu ihrem Kind aufzubauen, weil sie wissen, dass es ja eventuell zu einer Fehlgeburt kommen kann. Andere Frauen sind da weniger ängstlich. Sie haben das Bedürfnis, so schnell wie möglich Kontakt mit dem Ungeborenen aufzunehmen, es per Ultraschall zu betrachten und sich über sein Dasein von Herzen zu freuen. Sie genießen es, endlich schwanger zu sein.

Jede Frau findet ihren eigenen Weg, wie sie diese Zeit erlebt und die Gefühle in sich wirken lässt. Wer nicht weiß, was er denken soll und sich schwertut, seine Gefühle zu deuten, sollte immer mal wieder innehalten und sich auf sich selbst besinnen. Und wer dann auch noch das innere Bedürfnis verspürt, sich seinem Kind zuzuwenden, der sollte dies auch tun, auch wenn der Verstand abwägt und immer wieder Zweifel äußert.

Es ist erfüllend und wunderbar, das kleine Baby im Bauch willkommen zu heißen! Legen Sie beide Hände auf den Bauch, atmen Sie ein paarmal tief ein und aus und lenken Sie Ihre Aufmerksamkeit hinein in Ihren Körper, hin zu Ihrem Kind. Nehmen Sie gedanklich Verbindung auf, indem Sie Ihrem Baby Ihr Herz öffnen und es mit Liebe in Empfang nehmen. Dies können Sie immer wieder tun, wenn möglich täglich. Senden Sie Ihrem Ungeborenen liebende Gedanken und Wünsche. Diese können Sie in der Stille hervorbringen oder auch ganz laut und bewusst.

Sprechen Sie es zum Beispiel mit folgenden Worten an:

„Mein liebes Baby, ich freue mich so sehr, dass du nun in mir bist und in meinem Bauch heranwächst. Sei von Herzen und in Liebe willkommen. Fühle dich wohl in meinem Bauch, wachse und gedeihe voller Freude und in aller Ruhe. So sehr habe ich dich herbeigesehnt. Nun bin ich dankbar, dass es dich gibt und ich die Möglichkeit habe, deine Mama zu sein. Lass uns diese Minuten ganz bewusst gemeinsam erleben und uns freuen! Ich schenke dir meine Liebe und bin glücklich. Ich habe dich lieb!"

Wenn Sie Ihr Baby willkommen heißen, dann bauen Sie eine innige Verbundenheit mit ihm auf. Sie knüpfen ein Band der Liebe, das ihnen niemand mehr nehmen kann. Den Zeitpunkt dafür bestimmen Sie selbst. Vielleicht ist es für Sie die magische Grenze der zwölf Wochen, wenn die Frühschwangerschaft beendet ist und Sie das angenehme, sorglose zweite Drittel der Schwangerschaft erreicht haben. Eventuell ist dieser Zeitpunkt aber auch schon früher gekommen, nämlich dann, wenn Sie das erste Ultraschallbild Ihres Babys sehen, Ihres kleinen Wunders. Aber vielleicht kommt dieser Zeitpunkt auch erst dann, wenn Sie Ihr Kind zum allerersten Mal bewusst in Ihrem Bauch wahrnehmen, dieses leichte Kribbeln, das sich wie der Flügelschlag eines Schmetterlings anfühlt.

Fallbeispiel: Frau P. war zum ersten Mal nach einer künstlichen Befruchtung schwanger. Sie vermied es vehement, an Ihr Kind zu denken. Zu sehr rumorte in ihr die Angst, dieses Kind wieder zu verlieren – wie schon einige zuvor. Sie wollte aus diesem Grund überhaupt keine Beziehung zu ihm aufbauen und lenkte sich mit übertriebenem Arbeitsdrang von der Schwangerschaft ab. Da sie auch nicht unter den üblichen Frühschwangerschaftsbeschwerden litt, fiel es ihr leicht, das Geschehen in Ihrem Bauch von sich selbst abzukoppeln und sich ganz der Arbeit hinzugeben. Ihr Bedürfnis nach Sicherheit war riesengroß. Sie hätte alles drum gegeben, das Kind in sich „festnageln" zu können. Aber da sie wusste, dass dies nicht möglich war, wollte sie das Baby zunächst einfach ignorieren. Sie wollte sich selbst vor Schmerz und Leid schützen, falls sie eine Fehlgeburt haben sollte.

Es tat Frau P. gut, sich mit meiner Hilfe mit dem Gedanken, ein Baby im Bauch zu tragen, konstruktiv und positiv auseinanderzusetzen. Zunächst erlaubte sie sich, an ihr Baby zu denken. Bei der nächsten Sitzung war sie sogar bereit, ihre Hände auf den Bauch zu legen.

Und allmählich lernte sie, ihr Herz zu öffnen und das Kind in Liebe willkommen zu heißen. Frau P. fühlte sich durch das Annehmen der Schwangerschaft mit allen Konsequenzen auch wieder wohl in ihrem Körper. Sie musste nichts mehr verdrängen oder abspalten. Sie öffnete sich langsam dem Leben mit all sei-

nen Herausforderungen und konnte somit wieder zu sich selbst finden. Der Stress, der auf ihr gelastet hatte, fiel von ihr ab und sie fühlte sich wie befreit.

Fallbeispiel: Frau A. hatte schon eine Fehlgeburt nach einer künstlichen Befruchtung erlebt. In der zehnten Schwangerschaftswoche waren plötzlich Blutungen aufgetreten. Dieses traumatische Erlebnis überschattete die nächste künstliche Befruchtung. Entsprechend klappte es auch nicht gleich.

Erst zwei Versuche später wurde Frau A. wieder schwanger. Dieses Mal war sie komplett in Panik, dass sie wieder eine Fehlgeburt erleiden könnte. Innerhalb der ersten Wochen war sie deshalb richtiggehend außer sich. Entsprechend verbot sie es sich, Kontakt mit dem Ungeborenen aufzunehmen.

Sie benötigte eine regelmäßige Betreuung, zum Teil auch per Telefon oder Mail. Auch die Entspannungsübungen veranlassten sie nicht, sich gedanklich mit ihrem Ungeborenen auseinanderzusetzen. Sie benötigte den Abstand, um wieder Vertrauen fassen zu können. Für mich als

Kinderwunschbegleiterin ist der freie Wille eines jeden Einzelnen ausschlaggebend. Das heißt, ich versuche niemanden zu überreden, doch endlich Kontakt mit dem Kind aufzunehmen. Ich kann einzig Impulse geben, damit meine Kundinnen gelassen bleiben und den für sie richtigen Zeitpunkt finden, das Baby willkommen zu heißen und die Verbindung zu ihm aufzubauen.

Die Hoffnung auf eine intakte Schwangerschaft sollte immer im Vordergrund stehen, denn es gibt keine Beweise, dass die Wahrscheinlichkeit für eine Fehlgeburt nach einer künstlichen Befruchtung größer ist als nach einer natürlichen Empfängnis.

Die gute Nachricht ist, dass der Großteil der Schwangerschaften glücklich verläuft und durch eine engmaschige Überwachung und liebevolle Betreuung begleitet wird, womit dem Wunschkind der Weg ins Leben geebnet wird.

Ängste abbauen und sich aufs Baby freuen – Rituale und Übungen

Wenn die Freude aufs Baby durch Ängste überschattet wird, ist die Lebensqualität stark eingeschränkt. Oft sind diese diffusen Ängste, das Kind wieder zu verlieren, völlig unbegründet. Dennoch neigen vor allem Frauen, die nach einer künstlichen Befruchtung schwanger geworden sind, dazu, sich unnötige Sorgen um sich und das Ungeborene zu machen. Oft ist diese Angst auch an die Mühen und Jahre gebunden, die den Weg zum Wunschkind gekennzeichnet haben. Je schwieriger es war, endlich schwanger zu werden, desto weniger soll die Schwangerschaft nun gefährdet sein. Viele Schwangere trauen sich dann nicht einmal mehr zu husten. Sie gehen wie auf „rohen Eiern", durchforsten das Internet auf Gefahren im Alltag während der Schwangerschaft und hören auf jedes Zipperlein, das zu einem Fehlgeburtszeichen gehören könnte.

Sehr oft werde ich dann per Mail kontaktiert. Sätze wie „Hilfe, es zieht im Bauch" oder „Hilfe, mir ist gar nicht mehr richtig übel" oder

„Es schmiert in der Unterhose" zeugen von großen Ängsten. Und natürlich kann sich hinter diesen Symptomen auch immer ein ernsthaftes Zeichen dafür verbergen, dass etwas tatsächlich nicht in Ordnung ist. Wirkliche Abklärung kann nur ein Besuch beim Frauenarzt bringen. Lebt das Baby noch? Ist alles in Ordnung mit mir und dem Kind?

Mein Rat ist deshalb immer auch, im Zweifelsfall bei unerklärlichen Symptomen und körperlichen Beschwerden den Frauenarzt aufzusuchen. Der andere Rat lautet, sich mithilfe von Entspannungsübungen wieder selbst zur Ruhe zu bringen. Besonders wirkungsvoll sind einfache Atemübungen, die überall ausgeführt werden können.

Übung: Legen Sie eine Hand oder beide Hände auf den unteren Teil Ihres Bauches, über Ihr Baby. Lassen Sie den Atem zu Ihrem Baby hinströmen. Spüren Sie, wie Ihr Atem ruhig und gleichmäßig fließt. Sie atmen ein und wieder aus. Und wieder ein und aus. Stetig und ständig fließt Ihr Atem immer ruhiger, langsamer und tiefer. Ihre Konzentration weilt bei Ihrer Atmung. Sie spüren den Fluss Ihres Atems, Sie erleben ihn, Sie hören ihn und Sie fühlen, wie sich beim Einatmen Ihr Bauch gleichmäßig hebt und beim Ausatmen wieder senkt. Sie spüren, wie Ihr Atem strömt und Ihren Körper bewegt und lebendig hält. Und gleichzeitig beruhigt er sie und sorgt für Gelassenheit.

Übung: Eine andere Übung besteht darin, einen Gegenstand sinnlich wahrzunehmen. Nehmen Sie ein Objekt in die Hand, das Ihnen angenehm ist. Das kann ein Kieselstein sein, ein geschliffenes Holzstück, ein Stofftier, ein Figürchen, ein Stück Stoff, eine Tasse, ein Glas oder ein anderer Gegenstand, den Sie gerne in die Hände nehmen. Schließen Sie die Augen und gleiten Sie langsam mit den Fingerspitzen rund um diesen Gegenstand. Spüren Sie seine Beschaffenheit, seine Oberfläche, sein Aussehen. Ertasten Sie, wie es sich anfühlt, diesen Gegenstand zu berühren, ihn nur mit den Händen zu spüren. Ist der Gegenstand groß oder klein? Ist er rau oder glatt? Liegt er kühl in Ihren Händen oder warm? Ist es angenehm, ihn zu berühren? Führen Sie die Übung einige

Minuten lang aus, bis Sie spüren, dass Sie genug von dem Gegenstand in sich aufgenommen haben.

Diese sinnliche Erfahrung beruhigt die Nerven und lässt Sie wieder zur Ruhe kommen. Seien Sie ganz konzentriert und erleben Sie tief und innig die Beschaffenheit dieses Gegenstandes. Suchen Sie sich immer wieder solch sinnliche Erfahrungen mit Objekten, die für Sie mit angenehmen Erinnerungen verbunden sind oder die sich gut anfühlen.

Eine weitere ganz einfache Übung ist es, sich selbst Halt zu geben und dabei zu spüren, was für eine wichtige Persönlichkeit man selbst ist. Es gibt zwei schnell wirksame Varianten dieser Übung. Die erste Variante ist so einfach, dass sie überall schnell ausgeführt werden kann.

Übung: Umarmen Sie sich selbst. Umschlingen Sie sich mit beiden Armen, schließen Sie die Augen und spüren Sie, wie es jederzeit möglich ist, sich selbst wieder Kraft zu spenden.

Die Selbstumarmung löst innere Verspannungen, schenkt Trost und Geborgenheit. Während Sie diese Übung ausführen, können Sie sich selbst noch mal wie ein kleines Baby erleben, das gehalten wird. Ihr inneres Kind erhält Nahrung und Aufmerksamkeit. Diese Übung ist auch ein Akt der Selbstwahrnehmung und Selbstliebe. Sie verwöhnen die wichtigste Person Ihres Lebens, nämlich sich selbst.

Die andere Variante erinnert Sie ebenfalls an Ihre eigene Säuglingszeit und weckt das Urvertrauen ins Leben. Alles ist gut, alles ist in Ordnung. Sie sind fähig, Mutter zu werden, Sie sind fähig, ein Kind zu bekommen und auszutragen. Die Übung verbindet Sie mit Ihren allerersten Lebenserfahrungen. Denn wenn ein Baby auf die Welt kommt, wird es zunächst am Gesäß und am Hinterkopf gehalten. Neugeborene benötigen diese Haltung, um getragen zu werden, weil sie ihren Kopf noch nicht selbst halten können. Diese Art der Haltung ist weltweit einzigartig und wird überall intuitiv richtig angewandt. Da Sie selbst auch einmal neugeboren waren, haben auch Sie diese Haltung erfahren können. Nun gilt es, sich wieder daran zu erinnern. Dieser erste Halt im Leben vermittelt Selbstvertrauen, Urvertrauen, Kraft und Stärke. Sie können gewiss sein, dass Sie den Herausforderungen des Lebens gewachsen sind und sie meistern werden.

Übung: Legen Sie eine Handfläche an Ihren Hinterkopf, die andere Handfläche auf Ihr Kreuzbein. Dies ist die Stelle am unteren Teil Ihres Rückens, bevor das Gesäß beginnt. Legen Sie Ihre Handfläche genau in die Mitte des Kreuzbeins. Schließen Sie die Augen und spüren Sie, wie Ihre Handflächen auf dem Körper liegen. Sie stützen sich selbst. Sie geben sich Halt und erinnern sich an den allerersten Halt auf dieser Welt, den Sie gleich nach der Geburt und dann noch so viele Male erfahren haben. Dieser Halt hat Ihnen schon damals zu verstehen gegeben, dass Sie Vertrauen haben können ins Leben. Es ist gut und richtig, auf der Welt zu sein. Und bald werden Sie als Mutter die Möglichkeit haben, diesen Halt an Ihr Baby weiterzugeben.

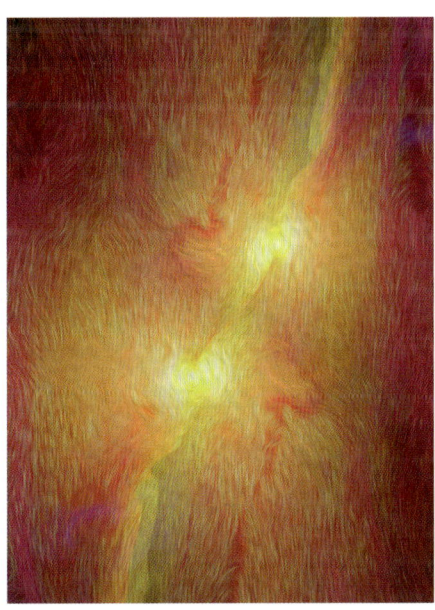

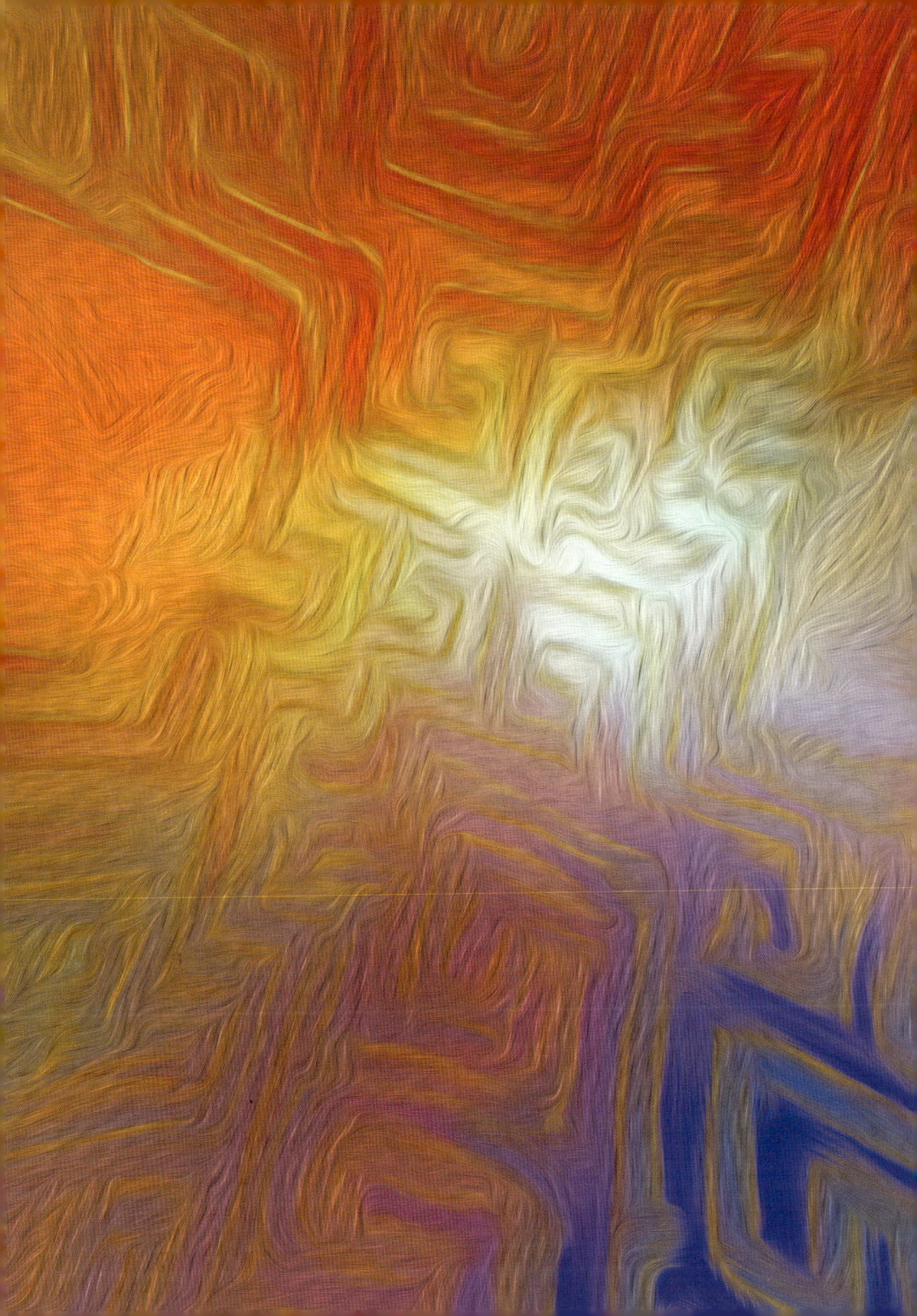

Tiefschläge

Frühe oder späte Fehlgeburten

Nicht immer endet eine Schwangerschaft glücklich. Gottlob sind Fehlgeburten nicht die Regel, aber es kann sein, dass Sie eine frühe oder späte Fehlgeburt erleben. Am häufigsten sind frühe Fehlgeburten innerhalb der ersten zwölf Wochen. Diese schmerzhafte Erfahrung ist mit sehr vielen Emotionen verbunden, die traurig stimmen und Sie noch einmal das ganze Drama des Kinderwunsches erleben lassen. Denn nun beginnt der Weg zum Wunschkind von vorne, sobald Sie den Verlust verkraftet haben und noch einmal die Kraft in sich verspüren, den Weg zu beschreiten.

Späte Fehlgeburten sind die schlimmsten. Ein totes Kind gebären zu müssen, gehört zu den fürchterlichsten Lebenserfahrungen.

Die Bindung zum Ungeborenen ist dann schon viel stärker als innerhalb der ersten Wochen. Und meistens waren schon die ersten Kindsbewegungen spürbar. Eine Fehlgeburt ist immer ein Schock. Wie gelähmt, unfähig zu denken und zu fühlen, spürt man nur noch Ohnmacht und Hilflosigkeit. Nach einer Fehlgeburt benötigen Leib und Seele Regeneration, um die körperliche Strapaze und die seelischen Wunden zu verarbeiten.

Für die seelische Heilung ist es besser, wenn Sie bewusst vom Kind Abschied nehmen können und es sich erlauben zu trauern. Verdrängung und Ablenkung mögen zwar der einfachere Weg sein, aber führen dann zu immer wiederkehrenden schmerzhaften Erinnerungen. Wer sich erlaubt zu trauern, kann den Schmerz wirklich verarbeiten und schließlich loslassen. Der Trauerprozess ist zwar anstrengender und langwieriger als die Verdrängung, die oft sofort funktioniert, führt aber dazu, Frieden schließen zu können mit dem Schicksal und den schmerzhaften Herausforderungen des Lebens.

Da eine Fehlgeburt nicht nur die Frau betrifft, ist es sinnvoll, wenn sich Mann und Frau gleichermaßen mit ihrem gemeinsamen Schicksal auseinandersetzen und die Trauer auch gemeinsam bewältigen. Leider ist dies nicht immer der Fall, weil eben viele Männer nicht in der Lage sind, Gefühle zu zeigen und die traurigen Emotionen in sich anzunehmen. Ganz schnell verdrängen sie, was geschehen ist, und finden in der Arbeit die Ablenkung, die sie brauchen. Viele Frauen empfinden solch ein Verhalten ihres Partners als lieblos und unachtsam. Wenn der Partner über eine Fehlgeburt hinweggeht, als wäre nichts geschehen, und stattdessen versucht, sich gedanklich auf die nächste künstliche Befruchtung zu konzentrieren, ist dies für viele Frauen einfach nur unerträglich, auch wenn es gut gemeint ist. Positive Denkansätze mögen ihre Richtigkeit haben, aber nicht dann, wenn solch ein traumatisches Ereignis vorausgegangen ist.

Das gemeinsame Trauern ist ein Zeichen dafür, den Weg zum Wunschkind auch wirklich gemeinsam zu beschreiten und bereit zu sein, alle Höhen und Tiefen gemeinsam zu tragen und zu meistern. Nach einer Fehlgeburt ist deshalb auch ein gemeinsames Ritual hilfreich, das es erleichtert, vom Ungeborenen Abschied zu nehmen.

Übung/Ritual: Zünden Sie eine Kerze an, sprechen Sie ein Gebet oder verabschieden Sie sich von Ihrem Kind in Liebe und Würde mit Worten Ihrer Wahl, die Ihre Gefühle ausdrücken.

Sicherlich werden dabei Tränen fließen. Sie werden sich an den Händen halten und tief berührt sein. Vielleicht liegen Sie sich auch in den Armen und beweinen gemeinsam Ihr Schicksal. Dieses gemeinsame Klagen aber wird Ihre Liebe stärken und Sie sanft noch mehr zusammenschweißen. Die Chance in so einem Schicksalsschlag liegt darin, Ihre gegenseitige Liebe zu spüren und den Boden für Neues zu bereiten – damit neue Hoffnung erwachsen kann und die Kraft und die Stärke, den Weg zum Wunschkind noch einmal von vorne zu beschreiten.

Sich vom Kinderwunsch lösen

Vielleicht haben Sie einige gescheiterte künstliche Befruchtungen erlebt. Es sind viele Monate und Jahre ins Land gezogen. Sie haben unterschiedliche Wege zum Wunschkind beschritten und sind nun an der Weggabelung angekommen, an der Sie eine Entscheidung fällen wollen oder müssen. Wo wird die Grenze sein? Wie weit werden Sie gehen, um sich den Kinderwunsch zu erfüllen? Die äußersten möglichen Grenzen setzen Ihnen zum Teil Ihre finanziellen Möglichkeiten, aber auch innerhalb einer Grenze liegen viele gangbare Wege zum Wunschkind. Samenspende, Eizellspende, Leihmutterschaft und Adoption sind Optionen, bei denen viele Paare dann sagen: Hier hört es für mich, für uns auf. Nun zeigen sich diese Grenzen ganz klar, und das Paar muss sich überlegen, ob es bereit ist, sie zu überschreiten

oder eben nicht. Für sehr viele Paare kommt nur ein Weg zum Wunschkind infrage, der es ermöglicht, ein eigenes Kind zu bekommen, das heißt, dass das Kind das Erbgut beider Elternteile in sich tragen soll. Wer sich für eine Samenspende oder Eizellspende entscheidet, trifft diese Entscheidung sehr überlegt. Auch die Adoption eines Kindes bedarf einer klaren Entscheidung. Am entferntesten liegt die Entscheidung für eine Leihmutterschaft. Diese Option wird von deutschen Paaren kaum in Anspruch genommen. Einer Leihmutterschaft haftet der Makel des Unanständigen an. Ein Kind von einer fremden Frau für Geld austragen zu lassen, ist in Deutschland sowieso verboten und für die allermeisten Kinderwunschpaare ganz unvorstellbar. So entscheiden also auch juristische Möglichkeiten darüber, ob Sie sich vom Kinderwunsch lösen müssen, wenn alle anderen Möglichkeiten gescheitert sind.

Es hat (wieder) nicht geklappt

Nach zahllosen enttäuschenden Versuchen fühlt sich jeder irgendwann zermürbt. Nach bitteren Jahren des Hoffens und Bangens kommen viele Paare an einen Punkt, an dem ein Partner oder beide nicht mehr können und auch nicht mehr wollen. Sie ertragen den für sie endlosen Kreis des Scheiterns, wenn es wieder nicht geklappt hat, einfach nicht mehr. Für sie heißt es dann: Es ist vorbei. Diskussionen oder einfach nur die Resignation: Wir geben auf! Es soll nicht sein. Wie sich ein Mensch mit einer endgültigen Tatsache abfindet, ist bei jedem anders.

Hat sich ein Paar entschieden, fällt beiden Partnern meist ein großer Stein vom Herzen. Zwar ist der Schmerz immer noch unendlich groß, aber sie sind auch erleichtert, weil nun endgültige Klarheit herrscht.

Manchmal ist genau diese Entscheidung ausschlaggebend, dass sich ein Kind von ganz alleine einstellt, unvorhergesehen. Wenn endlich der Druck weg ist, einen Weg zum Wunschkind zu finden, dann findet es sich manchmal ganz von allein, wenn sich die Frau wieder auf ihr eigenes Leben konzentriert, sich neue Ziele setzt und ihre Aufmerksamkeit endlich wieder anderen Dingen zuwendet, die sie in ihrem Wunschkind-Denken lange Zeit vernachlässigt hat. In diesem Moment kann das Wunder geschehen, wenn es sein soll. Niemand weiß dies natürlich mit Sicherheit. Aber es sind schon einige Kinder in solchen Momenten gezeugt worden.

Der immer wiederkehrende Kreislauf des Scheiterns wird irgendwann zu einem Bollwerk des Misserfolgs, der viele in Selbstzweifel stürzt. Wenn es so weit gekommen ist, ist es wirklich an der Zeit, die Weichen im Leben neu zu stellen. Die Entscheidung dazu mag nicht leichtfallen und noch einmal sehr viel schwache und verzagte Momente und Tränen mit sich bringen, aber sie befreit die Seele aus einem Dilemma, das nach und nach zermürbt. Bevor der Kinderwunsch die Menschen krank macht, ist es besser, ihn loszulassen.

Fallbeispiel: Frau D. und ihr Partner gaben nach vier Jahren Kinderwunschbehandlung auf. Sie hatten es zunächst mit zwei IVF-Versu-

chen (In-vitro-Fertilisation, also eine „künstliche Befruchtung im Glas") und vier ICSI-Behandlungen in Deutschland versucht, dann noch einmal viermal im Ausland mit ICSI. Die Abkürzung ICSI steht für „Indikationen für Intrazytoplasmatische Spermieninjektion" und ist eine Behandlung, die dann eingesetzt wird, wenn die Spermienqualität nicht ausreicht, um ein Kind zu zeugen. Dazwischen lagen immer wieder Zeiten der Regeneration und des Geld-Ansparens für einen neuen Versuch.

Frau D. kam zu mir, als ihre Entscheidung fürs Ausland gefallen war. Doch auch dort war jede Behandlung zum Scheitern verursacht. Nach einem halben Jahr Pause wollten sie es noch ein letztes Mal versuchen. Als dann dieser Versuch ebenfalls scheiterte, gaben sie und ihr Mann es auf.

Ein Jahr später wurde Frau D. plötzlich auf ganz natürlichem Weg schwanger. Diese Schwangerschaft grenzte tatsächlich an ein Wunder. Es war besonders erfüllend zu erleben, dass alles gut ging und die Schwangerschaft ohne Komplikationen verlief.

Der schmerzhafte Abschied vom Kinderwunsch

Ist die Entscheidung endgültig gefallen, fühlen sich viele Kinderwunschpaare erst einmal völlig leer. Sie sind seelisch und manchmal auch körperlich einfach komplett am Ende. Die Leere ist dann ein Zeichen des Ausgebranntseins, der Erschöpfung und Orientierungslosigkeit. Denn noch ist kein neuer Lebensweg in Sichtweite, der eine neue Erfüllung verspricht. Die Erleichterung und damit eine gewisse Leichtigkeit, die sich manchmal direkt nach einer endgültigen Entscheidung einstellt, macht oftmals schnell einer neuen Schwere Platz, die sich wie ein Kloß auf das Gemüt legt – und zwar genau dann, wenn einem die Endgültigkeit der Entscheidung bewusst wird. Alles fühlt sich dann wund und schmerzhaft an.

Ein Ritual ist eine feierliche Zeremonie, die beim Loslassen hilft, was einem wiederum ermöglicht, weiter voranzuschreiten und offen für Neues zu werden.

Manchen Paaren tut es in so einer Situation gut, sich eine gemeinsame Auszeit zu gönnen und Urlaub zu machen. Oder sich erst recht mit wichtigen Aufgaben abzulenken und sich vehement in die Arbeit zu stürzen.

Ich empfehle meinen Kinderwunschpaaren, ein gemeinsames Ritual des Loslassens und des Abschieds vom Kinderwunsch zu zelebrieren. Auch wenn so ein Ritual schmerzhaft ist, hilft es, den Abschied bewusst zu machen und innerlich die Sehnsucht nach einem Kind loszulassen. Jeder Abschied ist schmerzhaft, und es wäre ungut, diesen Schmerz nicht zuzulassen und zu verdrängen. Ein bewusst zelebrierter Abschied ist wie ein Meilenstein auf dem Lebensweg. Er macht bewusst, dass nun der Zeitpunkt gekommen ist, die Weichen im Leben neu zu stellen, andere Schwerpunkte zu setzen. Dem Lebensweg eine neue Richtung zu verleihen, steht jetzt an. Jetzt macht es auch Sinn, gemeinsam ein Ritual zum Loslassen zu zelebrieren. Das einfachste Ritual ist ein gemeinsam gesprochenes Gebet.

Übung/Ritual: Entzünden Sie eine Kerze, halten Sie sich an den Händen oder nehmen Sie sich in die Arme. Wie wenn Sie bei einer Fehlgeburt Abschied nehmen müssen, ist das Loslassen Ihres Kinderwunsches sicherlich mit Tränen und starken Emotionen verbunden. Kein Abschiedsritual ist einfach, weil es alles noch einmal ins Bewusstsein rückt, den ganzen Schmerz, all die gescheiterten Bemühungen, die zerbrochenen Hoffnungen und unerfüllten Wünsche.
Schreiben Sie sich die Worte auf, die Sie miteinander sprechen wollen.

Das kann dann zum Beispiel so aussehen: „Es ist Zeit, Abschied von dir zu nehmen, Seelenkind. Wir wären gerne deine Eltern geworden, aber es soll wohl nicht sein, dass wir zu dir finden und du zu uns. Es hat nicht sein sollen. Denn es war nicht unsere Zeit. So lassen wir den Herzenswunsch nach dir jetzt los und wünschen uns einen neuen Weg des Friedens und der Freude für uns. Wir werden in die Zukunft blicken und einen neuen Schritt wagen, bereit, das Leben anzunehmen, wie es ist. Auf uns wartet ein Neuanfang und wir schreiten auf unserem Lebensweg weiter voran.

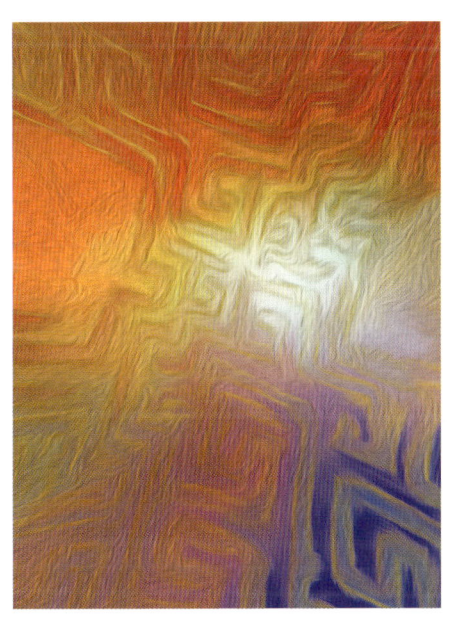

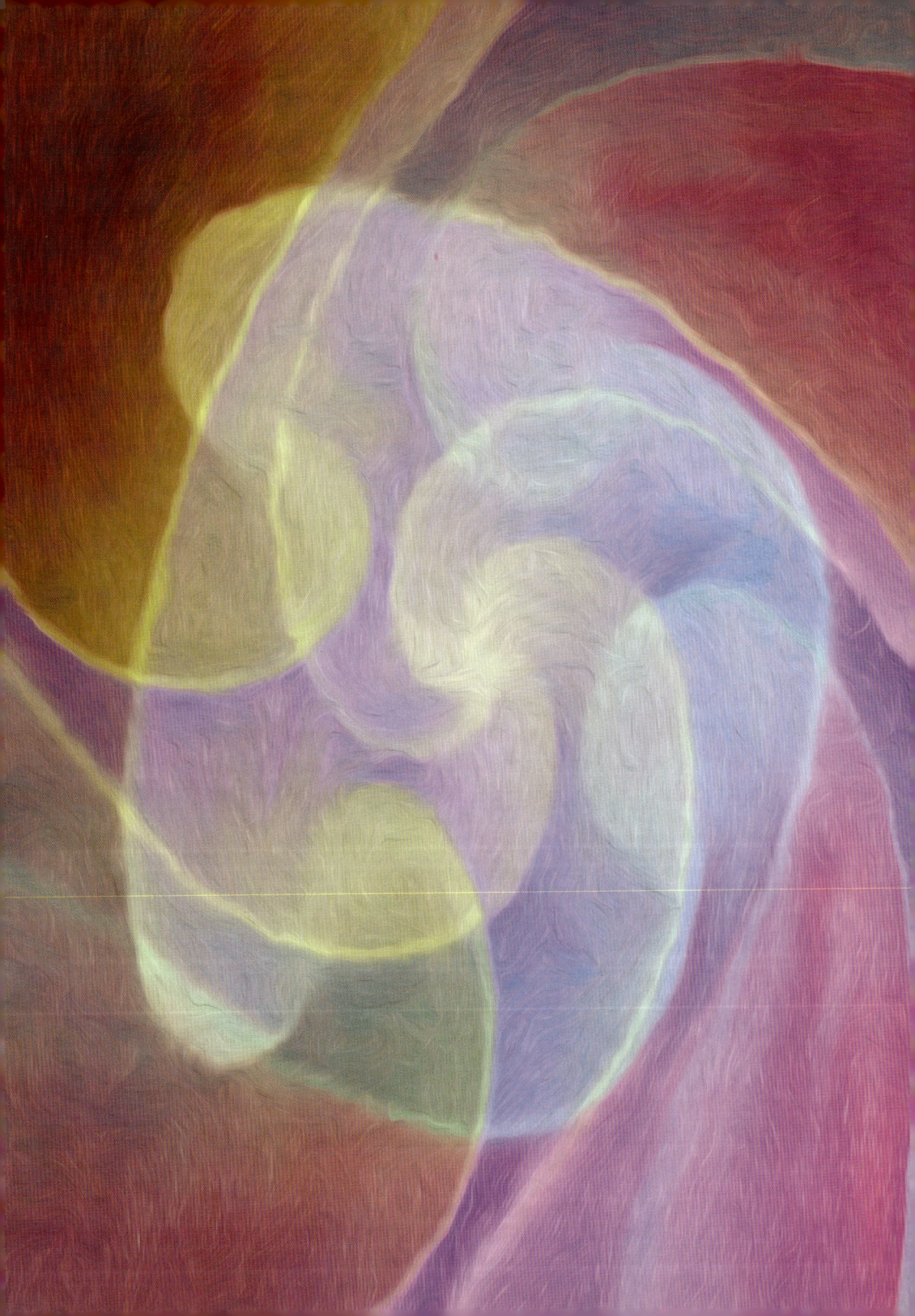

Aufbruch zu neuen Ufern

Und was kommt jetzt?

Sie haben den Wunsch nach einem Kind losgelassen, aber der neue Weg im Leben ist noch nicht in Sicht? Wahrscheinlich stecken Sie mitten im Berufsstress und geben dort Ihr Bestes. Vielleicht erleiden Sie aber auch erst einmal eine Art innerer und äußeren Zusammenbruch. Sie können einfach nicht mehr, benötigen einen Tapetenwechsel, eventuell therapeutische Hilfe und irgendeine Idee, wie es im Leben ohne Kind weitergehen könnte. Oder Sie wollen einfach weitermachen wie bisher und sich als Paar ein schönes Leben machen.

Bei den meisten Paaren, die ich kennengelernt habe, überwiegt jedoch das Gefühl der Verzweiflung. Es wird seine Zeit benötigen, bis Sie wieder neue Hoffnung in sich spüren und seelische Narben werden bestimmt zurückbleiben, weil Sie einen Herzenswunsch begraben müssen, der Teil Ihrer Seelenhoffnung war und nun keine Erfüllung findet. Der Gedanke daran, dass sich nicht alles im Leben so erfüllt, wie man es sich wünscht, ist ebenso schmerzhaft wie die Einsicht, das Leben ohne Kind gestalten zu müssen, wenn man einmal fest damit gerechnet und geplant hat, eine Familie zu gründen.

Dem Leben auch ohne Kind einen Sinn zu verleihen, ist eine ganz neue Herausforderung. Viele Paare haben zunächst überhaupt keine Idee, wie es weitergehen soll. Soll und kann die unerfüllte Sehnsucht durch eine andere Sehnsucht ersetzt werden? Sollen Arbeit und Hobbys den leeren Platz ausfüllen, der jetzt entstanden ist? Oder nehmen Sie diese Sinnkrise zum Anlass, Ihrem Leben eine komplett andere Richtung zu verleihen?

Manchmal löst das Aufgeben des Kinderwunsches auch eine Ehekrise aus, ein Paar stellt seine Beziehung ganz grundsätzlich auf den Prüfstand. Sie fragen sich dann: Wollen wir wirklich ohne Kind miteinander alt werden? Können wir uns das überhaupt vorstellen?

Wenn Sie sich solche Fragen stellen, müssen Sie sich eingestehen, dass dieses Wunschkind auch irgendwie die Funktion hatte, Ihrer Partnerschaft Halt zu geben. Der Kinderwunsch war dann eine gemeinsame Aktion, eine Aufgabe, die Sie sich zu erfüllen vorgenommen hatten und die der Beziehung Halt und Sinn geben sollte. Nun fällt dieser Sinn weg.

Und Sie müssen sich die Frage nach dem Sinn Ihrer Partnerschaft neu stellen: Wollen Sie weiterhin zusammenbleiben? Kommt es zum Bruch, dann ist dies nur ein Zeichen, dass Ihre Beziehung sowieso sehr instabil war. Eventuell wäre sie auch mit einem Kind irgendwann zerbrochen.

Es braucht nun einige Zeit, bis Sie die entstandene Leere sinnvoll füllen können – manchmal dauert es sogar sehr lange. Wichtig ist, dass Sie sich von jeglicher Art von Schuldgefühlen befreien. Diese bringen Sie nicht weiter. Um die Zeit der Trauer werden Sie nicht drum herumkommen, aber Schuldgefühle schaffen neue Belastungen. Auch wenn es nicht gleich gelingen mag, ist es besser, sich dem Leben hinzugeben – so, wie es ist.

Seien Sie gut zu sich selbst. Verwöhnen Sie sich und gönnen Sie sich die Zeit, um zu trauern, bis Sie irgendwann bereit sind, einen neuen Weg zu beschreiten. Es ist ganz normal, wenn Sie zunächst orientierungslos sind. Es gibt keine Patentlösungen dafür, dem Leben eine neue Richtung zu verleihen. Sie werden vieles ausprobieren müssen, bis vielleicht ein neuer Herzenswunsch in Ihnen erwacht. Nähren Sie Ihre Seele gut, schaffen Sie Raum für eine neue Sehnsucht, deren Verwirklichung Ihnen Erfüllung schenkt.

Seien Sie gut zu sich selbst, verwöhnen Sie sich, trauern Sie – geben Sie sich die Zeit, die Sie brauchen, bis Sie wieder neuen Lebensmut in sich spüren.

Die gute Nachricht ist: Ihre Seele kennt die Antworten und wird Ihnen eine neue Seelensehnsucht schenken, wenn Sie offen dafür sind. Sie wird ganz allmählich in Ihnen erwachen und wachsen und benötigt Ihren Zuspruch, Ihre liebevolle Aufmerksamkeit, um gedeihen zu können.

Einen neuen Weg finden

Einen Herzenswunsch loszulassen kann zunächst sehr schmerzhaft sein und in Ihnen das Gefühl hinterlassen, dass es nichts, aber auch gar nichts im Leben gibt, das diesen Herzenswunsch ersetzen kann. Das gibt es auch nicht. Nichts kann den Herzenswunsch nach einem Kind ersetzen. Dennoch ist es möglich, ein erfülltes Leben ohne Kind zu führen. Aber allein der Gedanke daran wird Ihnen anfangs unerträglich sein.

Lassen Sie die Zeit der Leere einfach so stehen. Niemand zwingt Sie, sofort ein neues Lebensziel zu finden. Das würde Sie nur unter Druck setzen. Erlauben Sie sich stattdessen, die Zeit, in der Sie keine Perspektive, keine Alternative zu Ihrem Herzenswunsch sehen, einfach verstreichen zu lassen. Die Zeit wird vorübergehen.

In der Zwischenzeit sollten Sie Ihre Seele hätscheln. Falls Sie dies schon während Ihres Weges zum Wunschkind getan haben, dann tun Sie es jetzt bitte verstärkt. Lenken Sie Ihre Aufmerksamkeit auf wohlige Momente. Nehmen Sie die Welt mit allen Sinnen wahr.

Öffnen Sie sich für angenehme Erfahrungen. Lassen Sie sie zu. Oder, wenn Ihnen der Sinn nach Ruhe steht, ziehen Sie sich zurück, damit Sie ganz auf sich selbst hören und Ihrer inneren Stimme lauschen können, die Ihnen neue Herzenswünsche zuflüstert und Ihnen Hinweise auf neue Lebenswege gibt.

Für manche Paare ist ein längerer Urlaub oder eine ganz besondere Reise eine Möglichkeit, Ausschau nach Perspektiven zu halten. Neue Chancen zeichnen sich auch manchmal gerade dann ab, wenn man gar nicht daran denkt. Plötzlich gibt das Leben einen Hinweis, der zu neuen Ufern führt. Jobwechsel und Wohnungswechsel – auch das ist für viele eine Alternative, um dem Leben eine neue Richtung zu verleihen.

Der erste Schritt ist dabei immer die Frage, was Ihnen Wohlgefühl verspricht. Dazu müssen Sie vielleicht auch verschiedene Schritte unternehmen und dann in sich hineinspüren, ob sich diese Schritte stimmig anfühlen. Nicht immer reicht es nämlich, sich in der Fantasie einen neuen Weg zu erträumen. Man muss diesen Weg beschreiten, ihn erfahren, um ihn ganz und gar spüren zu können und zu wissen, ob er einem entspricht.

Natürlich kann es dann auch sein, dass Sie merken, dass diese neue Entscheidung der falsche Weg ist. Das ist nicht schlimm, sondern eher eine gute Erfahrung, die Sie weiterbringt – nun wissen Sie, was nicht infrage kommt, und können sich wieder etwas anderem zuwenden.

Machen Sie sich bewusst, dass das Leben stets immer voller falscher Entscheidungen ist – sie gehören dazu. Aber wenn Sie gar keine Entscheidung fällen, dann verändert sich nichts. Eine falsche Entscheidung ist immer besser als gar keine Entscheidung. Aber nur Sie selbst werden wissen, wann Sie bereit sind, überhaupt Entscheidungen zu treffen.

Wenn es so weit ist, dann tun Sie es einfach und kosten diesen neuen Weg aus. Fühlt er sich stimmig an, können Sie ihm getrost weiter folgen. Wenn nicht, dann treffen Sie eine neue Entscheidung. Sie selbst verleihen Ihrem Leben Gestalt. Sie werden diesen neuen Weg für sich erschaffen. Seien Sie gewiss, dass Ihnen dies gelingt, denn Ihre Seele kennt viele Herzenswünsche. Und es wird Ihnen dann eine Freude sein, diese Herzenswünsche nach und nach zu entdecken und in die Tat umzusetzen.

Ich kann Ihnen an dieser Stelle nur noch einmal versichern: Das Leben selbst wird Ihnen die nötigen Hinweise geben, wenn es an der Zeit ist. Ihr Leben hat eine ganz besondere Bestimmung, und diese wird sich entfalten, so oder so, mit oder ohne Kind. Folgen Sie den Wegweisern und treffen Sie dann Ihre Entscheidungen, die sich gut und stimmig anfühlen.

In Liebe die Perspektive ändern

- Gönnen Sie sich den nötigen Abstand, um alles zu verarbeiten: eventuell alleine sein, mit dem Partner verreisen, sich erholen.
- Stürzen Sie sich nicht sofort in eine neue Aktivität, sondern lassen Sie sich Zeit, damit Ihre Wunden heilen können und Ihr Herz Frieden findet.
- Hören Sie in sich hinein, fragen Sie sich: Wo könnte die Reise des Lebens hinführen? Welche Träume habe ich noch? Gibt es Herzenswünsche, die ich mir noch nicht erfüllt habe im Leben? Könnten diese ein Hinweis auf meinem weiteren Lebensweg sein?
- Sie befinden sich in einer Phase, in der Sie nicht wissen, wie es konkret weitergehen soll? Nehmen Sie diese Phase an. Es ist jetzt einfach so, wie es ist. Sie werden Zeichen wahrnehmen, sobald Sie den Schmerz überwunden haben.
- Die Leere in Ihrem Inneren wird sich füllen, wenn es wieder Zeit dazu ist. Das Vakuum wird sich füllen. Neue Fülle wird kommen und dann in die Leere hineinströmen, um Sie zu erfüllen.

- In dieser Phase eines Schwebezustands, in der Sie noch nicht wissen, was anfangen, kann es zu depressiven Schüben kommen, zu psychosomatischen Beschwerden und dem Gefühl der Hilflosigkeit. Auch das ist ganz normal. Es wird wieder vorbeigehen.
- Lassen Sie sich Zeit, sich neu zu orientieren. Eines Tages werden Sie selber spüren, wann und wie es weitergehen wird. Ihr Partner wird seine eigene Zeit dafür benötigen. Eventuell verarbeitet er das Erlebte schneller als Sie. Dann ist es eben so. Jeder hat seinen eigenen Rhythmus und seine eigenen Perspektiven.
- Mit der Zeit wird sich in Ihnen auch die Vorstellung festigen, wie Sie als Paar Ihrem Leben eine neue Richtung geben.
- Lassen Sie sich vom Leben inspirieren.
- Vertrauen Sie darauf: Auch auf Sie warten sinnvolle, erfüllende Aufgaben, die lebenswert sind und Sie glücklich machen werden.

Die Chance in der Krise

Krisen sind grausam. Sie nehmen alle Kraft zum Leben und hinterlassen ein inneres Schlachtfeld. Und niemand weiß, wie es weitergehen soll, obwohl – oder gerade weil – einem wieder alle Optionen offenstehen.

Das Leben ist wie eine Schleifmaschine. Sie sind der Rohdiamant, und nun poliert Sie das Leben, bis Sie glänzen und leuchten. Doch der Vorgang des Polierens ist schmerzhaft und wenig angenehm. Die Kraft, dies alles auszuhalten und zu überstehen, liegt in jedem Menschen. Allerdings ist der Trost dieser Worte sehr schal, wenn man mittendrin steckt. Aus jeder Krise geht der Mensch reifer und weiser hervor, gestaltet sich der weitere Lebensweg klarer. Der Mensch wächst an seinen Herausforderungen und Aufgaben und seine Seele vervollkommnet sich. Das gilt auch für Sie, und die Narben, die bleiben werden, werden Sie daran erinnern, welche Krise Sie zu dem Menschen gemacht hat, der Sie heute sind.

Niemand ist je alleine. Und niemand bleibt vor Lebenskrisen verschont. Jeder trägt sein eigenes Schicksal, erlebt und durchleidet seine eigene Lebensgeschichte und trägt manchmal schwer an den Erfahrungen, die das Leben ihm auferlegt hat.

Wenn das Buch des Lebens wieder offen und leer vor Ihnen liegt, erinnern Sie sich daran, dass in Ihnen die Kreativität steckt, Ihrem Leben Gestalt zu geben. Es wird Zeit, in Ihr Lebensbuch hineinzuschreiben, damit Ihr Leben Spuren hinterlässt. Sie werden diese Spuren erschaffen, ob mit Kind oder ohne Kind. Denn Sie werden gebraucht! Es ist Ihr Leben. Sie sind wertvoll, weil es Sie gibt und weil diese Welt Sie braucht, genau Sie! Sie selbst sind der wichtigste Mensch in Ihrem Leben. Seien Sie gut zu sich! Erfüllen Sie sich Ihre Lebensträume und bringen Sie sich ins Leben ein. Die Inspiration, Ihrem Leben Sinn zu verleihen, wird kommen. Sie ist schon wirksam und wird es Sie zur rechten Zeit wissen lassen. Sie gehen Ihren Lebensweg, was auch immer geschieht!

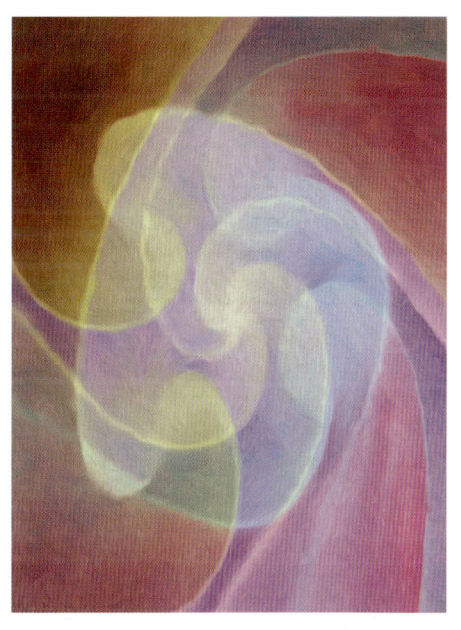

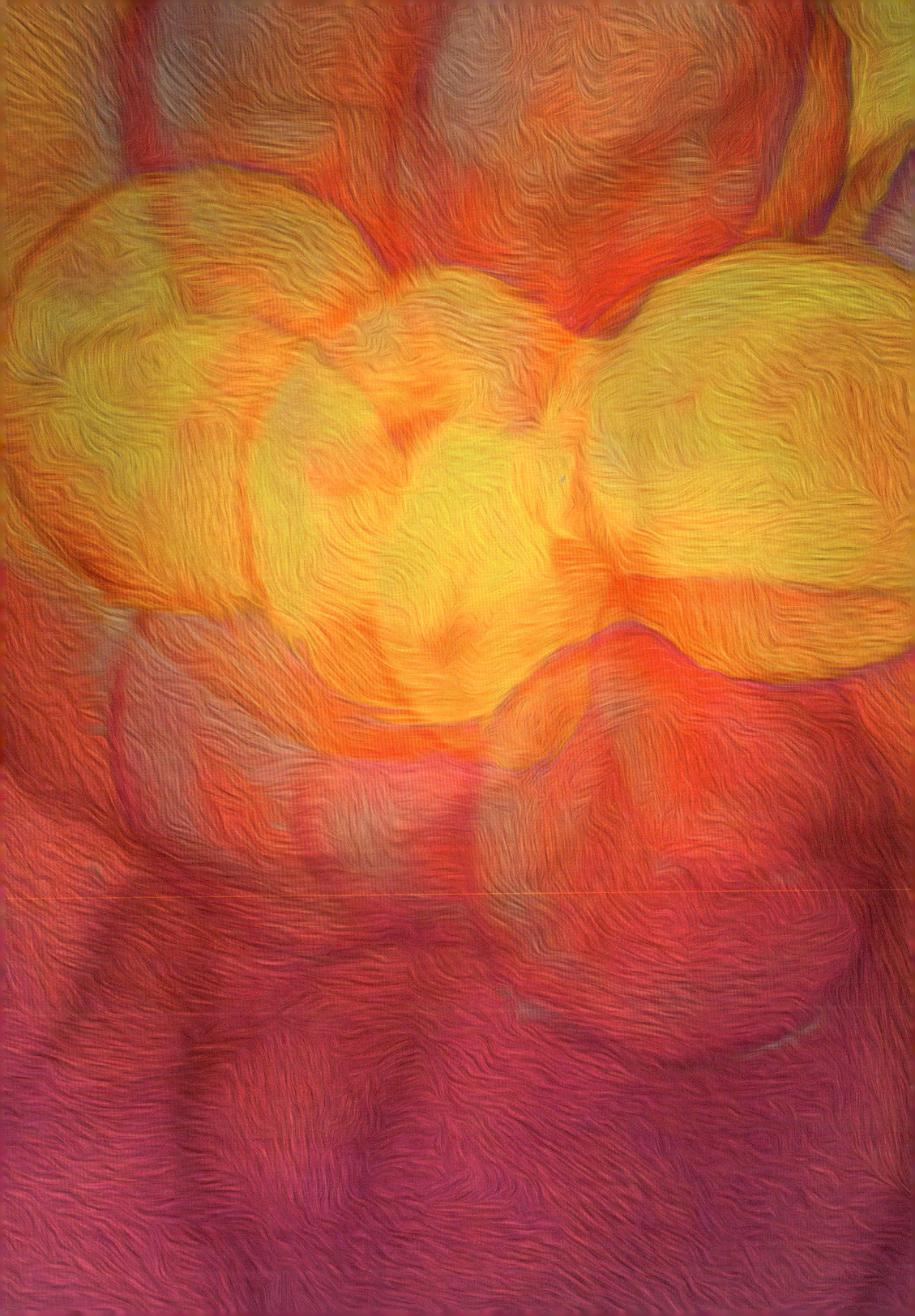

Heilung finden

Alternative Wege, die mit Kindern zu tun haben

Wer in sich spürt, dass Kinder mit zu seinem Lebensweg gehören, kann sich jederzeit für Kinder engagieren. Dass der eigene Kinderwunsch keine Erfüllung gefunden hat, besagt nicht, dass kein Kind eine Rolle in Ihrem Leben spielen könnte.

Sobald Sie die Zeit der Trauer überwunden haben und in sich weiterhin den Wunsch verspüren, für ein Kind oder mehrere Kinder da zu sein, können Sie sich konstruktiv mit den folgenden Möglichkeiten auseinandersetzen.

Patenschaft

Über eine Patenschaft können Sie sich sozial für ein Kind oder mehrere Kinder engagieren. Sie können ehrenamtlich in Vereinen oder anderen Institutionen arbeiten, in denen es um Kinder geht.

Kinderbetreuung

Vielleicht haben Sie jetzt schon beruflich mit Kindern zu tun. Oder Sie betreuen regelmäßig Ihre Neffen und Nichten. Oder Sie suchen sich ein Kind, das Sie in Pflege nehmen. So wie die Familie, die ich einst während der Kinderwunschzeit betreut habe und die den unerfüllten Kinderwunsch eines Tages losließ, um heute regelmäßig Pflegekinder aufzunehmen, die aus den schwierigsten Verhältnissen stammen. Die Familie hat darin ihre ganz eigene Bestimmung gefunden und ist mit Leib und Seele dabei, mehreren Kindern ein neues Zuhause zu bieten.

Engagement in sozialen Einrichtungen oder Krankenhäusern

Es sind vor allem soziale Aspekte, die die Mithilfe und den Einsatz für Kinder ermöglichen. Ob Sie sich für krebskranke Kinder engagieren oder eine Lesepatenschaft in der örtlichen Bücherei übernehmen, entscheiden Sie. Wenn Sie tief in sich spüren, dass Sie sich für Kinder einsetzen möchten, dann werden Sie auch einen Weg finden, diesen Wunsch zu verwirklichen.

Adoption

Eventuell wird dann auch an diesem Punkt das Thema Adoption noch einmal oder überhaupt aktuell für Sie. Wenn es dieser Weg ist, der sich für Sie stimmig anfühlt, erfüllt sich Ihre Sehnsucht nach einem Kind eben auf diese besondere Weise.

Sie sehen: Nicht immer bedarf es einer Schwangerschaft und der biologischen Elternschaft, um mit Kindern und für Kinder zu leben und für sie da zu sein. Sie werden wissen, wie Sie sich das Zusammensein mit Kindern und das Dasein für Kinder verwirklichen, wenn dies zu Ihrem Lebensweg gehören sollte.

Meditationsheilreisen für den Körper

Der weibliche Körper ist die liebende Quelle, in der sich der Embryo entfaltet. Zunächst sind es die Eizellen, die heranreifen und zusammen mit dem männlichen Samen die Keimzellen des Lebens bilden.

Die Liebe zum eigenen Körper und vor allem zu den Keimzellen, aber auch zur Gebärmutter stellt die Essenz der Meditationen dar, die ich Ihnen hier vorstellen möchte. Für diese Heilmeditationsreisen benötigen Sie ein wenig Zeit für sich selbst. Schön ist es, wenn Ihr Partner Ihnen die Heilmeditationen vorliest und Sie sanft durch die Meditation begleitet.

Nehmen Sie sich regelmäßig Zeit für die Heilmeditationen. Ihr Körper ist dankbar für jede Art der Aufmerksamkeit.

Beginnen Sie am besten gleich und legen Sie sich die Hände auf den Bauch. Atmen Sie tief ein und aus, um sich einzustimmen auf die Meditation. So können Sie sich ganz in Ruhe den Meditationen hingeben und diese in sich aufnehmen.

Die Meditations-
heilreisen

Das Nest bereiten

Mache es dir bequem, schließe die Augen und atme einige Male tief ein und aus. Du kommst ganz zur Ruhe. Der Alltag fällt von dir ab. Alle Sorgen und jeder Kummer verfliegt, während du dich auf deinen Atemfluss konzentrierst. Atme tief und lang weiter ein und aus. Lenke deine Aufmerksamkeit tief hinein in deinen Körper. Schlüpfe mit deinen Gedanken in deine Gebärmutter hinein. Du bist nun mitten in deiner Gebärmutter, die wie eine leere Wohnung aussieht. Sie ist bisher noch nicht gemütlich eingerichtet und dekoriert. Für dein Wunschkind wirst du nun diese wunderschöne Wohnung gemütlich einrichten und das Nestchen bereiten, damit du dein Wunschkind einladen kannst, bei dir in deiner Gebärmutter einzuziehen. Beginne, indem du alles mit Liebe und Fürsorge säuberst. Stelle dir vor, wie du die Wände der Gebärmutter blitzblank putzt, sie polierst und zum Glänzen bringst. Auch den Boden und die Decke deiner

Gebärmutter werden von dir frisch und fein gemacht, bis alles strahlt. Schau dich nun um und sei stolz auf dein Engagement. Du bringst alles zum Strahlen und Glänzen. Ein besonderer Schimmer liegt nun über deiner Gebärmutter. Es ist luftig und hell in ihr, und es duftet herrlich erfrischend nach besonders feinen Düften. Schnuppere, wie gut es riecht und wie wohlig weit und geräumig deine Gebärmutter geworden ist. Du hast sie mit Liebe vorbereitet auf einen ganz besonderen Bewohner: dein Wunschkind. Nun beginne, deine Gebärmutter mit hübschen Möbeln und Accessoires zu schmücken und zu dekorieren. Staffiere deine Gebärmutter mit edlen Stoffen, Tüchern und Gemälden aus. Mache sie zu einem gemütlichen, einladenden Heim mit schönen, warmen Farben und einem Ambiente voller Esprit, stilvoll und geschmackvoll. Stell dir vor, wie du selbst gerne darin wohnen würdest. Schau dich dann noch einmal um und sei stolz auf deine Arbeit. Deine Gebärmutter ist ein besonderer Wohlfühlplatz, dem kein Gast widerstehen kann. Lass dir Zeit, alles in Ruhe einzurichten und immer wieder mit

Liebe zu hegen und zu pflegen. Übergib dich deinen Träumen und Visionen von einer Gebärmutter, die voller Liebe erstrahlt und es gar nicht mehr erwarten kann, diesen besonderen Bewohner, dein Wunschkind, aufzunehmen und willkommen zu heißen. Gönne dir nun die nächsten Minuten, deinen Gedanken, Träumen und Fantasien nachzuhängen, die deiner Gebärmutter Gestalt geben und zu einem Wohlfühl-Nestchen werden lassen. Kehre allmählich wieder zurück in die Wirklichkeit. Verabschiede dich von deiner Gebärmutter und danke ihr, dass sie so ein wunderbares Organ ist und nun wie eine Wohnung mit Wärme und Liebe gefüllt wurde. Rekle und streck dich, schlag die Augen auf und atme noch einige Male tief ein und aus, bis du dich langsam wieder wach fühlst und im Alltag angekommen bist.

Leuchtende Eizelle

Mache es dir bequem, schließe die Augen und atme einige Male tief ein und aus. Ganz entspannt fällt der Alltag von dir ab. Du kommst zur Ruhe, erholst dich, bist ganz offen und bereit, deine leuchtenden Eizellen zu besuchen. Schlüpfe nun in deinen Körper hinein, dorthin, wo deine Eizellen heranreifen.

Es ist ganz warm und gemütlich in deinem Körper. Eine leichte, beschwingte Atmosphäre empfängt dich. Wie im Weltall fühlt sich alles leicht und schwerelos an. Und dennoch findet alles seinen Platz in deinem Bauch, ganz mühelos und selbstverständlich. Schau dich um und staune über die perfekte Harmonie, die in deinem Bauchraum zu finden ist. Alles glänzt, alles pulsiert lebendig in liebender Schwingung. Dein Körper ist ein Wunder des Lebens, vital, kraftvoll, edel und kostbar. Du bist begeistert über die Schönheit und Ästhetik, die in deinem Bauchraum herrscht. Staune über die himmlisch schönen Gebilde, die du siehst. Dein Blick fällt auf eine reife Eizelle. Sie leuchtet und wird von deiner Liebe genährt. Ganz erwartungsvoll ist sie bereit, eine Samenzelle zu empfangen und mit ihr zu verschmelzen. Du siehst, wie dies geschieht. Es findet eine Umarmung von Ei- und Samenzelle statt und schließlich eine Verschmelzung, die dich tief berührt und beglückt. Es ist vollbracht im Leuchten innerhalb deines Bauches. Hier geschieht das Wunder des Lebens, bevor sich die nun schimmernde und gleißende Eizelle, ganz erfüllt von der Einheit mit der Samenzelle, auf den Weg zur Gebärmutter macht. Du atmest auf, denn du siehst, wie sich in deiner Fruchtbarkeit alles perfekt fügt und ein neues Leben entsteht, das sich nun auf die Reise macht. Zufrieden und vertrauensvoll kannst du nun wieder den Rückweg antreten und leise aus deinem Körper hinausschlüpfen, bis du wieder in deiner Wirklichkeit ankommst. Atme noch einige Male tief ein und aus, rekle und streck dich und kehre hoffnungsvoll in deinen Alltag zurück.

Den Tempel ehren

Erlaube dir, ganz entspannt zu sein, die Augen zu schließen und es dir gemütlich zu machen. Atme einige Male tief ein und aus und stell dir vor, wie du in deinen Körper hineinschlüpfst. In deinen Händen hältst du ein wunderbar warmes, leuchtendes Licht, das Gesundheit und Heilung bringt, dich innerlich leicht und beschwingt werden lässt

und dir Kraft und Energie schenkt. Du bist nun ganz klein und stehst im Inneren deines Körpers. Du wendest dich zuerst deinen Füßen zu. Gehe zu deinen Füßen. Stell dir nun vor, wie du an deinen Füßen beginnst und aus deinen Händen das lebendige Licht der Heilkraft fließen lässt. Deine Füße werden hell und klar. Alles Dunkle, das sich noch innerhalb deiner Füße befinden sollte, löst sich sofort auf. Das wundervolle Licht erfüllt deine Füße von innen, macht sie warm und lässt sie stabil sein, um jederzeit standhaft im Leben zu stehen. Deine Füße nehmen das Licht dankbar an. Sie fühlen sich vital und gesund an. Lasse dir genügend Zeit, um zuzusehen, zu spüren und zu erleben, wie deine Füße genährt und erfüllt werden von Licht und Liebe. Wende dich nun deinen Knöcheln zu und lasse das wunderbare Heillicht nun zu deinen Fußknöcheln fließen. Ganz sanft fließt dein liebendes Licht aus deinen Händen. Du erfüllst dich selbst mit Licht und Liebe. Lasse dir Zeit, um dieses Erlebnis auszukosten und mit allen Sinnen zu erfahren. Danach wendest du dich deinen Unterschenkeln und Waden zu, und es geschieht immer wieder dasselbe: Heilende Lichtkraft fließt in dich hinein und füllt dich mit wunderbarer Energie und Liebe. Auf diese Weise wanderst du mit deinem Heillicht durch deinen gesamten Körper: zu den Knien, zu den Oberschenkeln, zu deinem Becken, zu deinem Gesäß, zu deinem Bauch, zu deinem Rücken, zu deiner Brust, zu deinen Schultern, zu deinem Hals, zu deinem Gesicht, zu deinem Kopf. Du schenkst dir selbst das Licht des Lebens, das dich heil, klar und leuchtend macht. In dir ist nun all die Stärke, die dein Körper braucht, um dein Wunschkind zu empfangen. Du bist heil, ganz und gar lichtvoll und mit Liebe versorgt. Spüre, fühle und sehe das lebendige Lebenslicht, das nun in deinem Körper wirkt.

Dieses Licht wird niemals vergehen. Es bleibt und erhellt dich von innen. Du kannst nun ganz sanft auch wieder aus deinem Körper hinausschlüpfen. Atme noch einige Male tief ein und aus und kehre in deine Wirklichkeit zurück. Du rekelst und streckst dich und kehrst erfrischt in deinen Alltag zurück.

Der Lichtatem

Lege dich ganz bequem auf den Rücken. Einen Arm legst du neben deinen Körper. Der andere Arm ist aktiv. Du legst die Hand auf irgendeine Körperstelle, die du gut erreichen kannst. Lasse deinen Atem dorthin fließen, wo deine Hand liegt. Stell dir vor, wie bei jedem Atemzug klares Licht in diese Körperstelle hineinfließt. Dein Körper nimmt dieses Licht dankbar an. Du atmest mindestens zehn Mal in dieselbe Körperstelle hinein. Erst danach wechselst du die Handposition. Lege deine Hand auf eine andere Körperstelle und wiederhole die Übung. Dein lichtvoller Atem fließt auch in diese Körperstelle hinein. Stelle dir vor, wie dein Atem genau dort ankommt, wo deine Hand liegt. Wieder atmest du mindestens zehn Mal in diese Körperstelle hinein. Dann legst du deine Hand noch einmal auf eine andere Körperstelle und beginnst wieder, genau dorthin helles, klares, reinigendes Licht hineinzuatmen. Nimm dir Zeit, deine Hand noch einige Male wandern zu lassen, bis du dich wohl- und erfüllt von Licht und Liebe fühlst.

Beende diese Atemmeditation, indem du einige Male tief in deinen gesamten Körper atmest und dir vorstellst, wie du all deine Körperzellen mit Licht und Liebe füllst. Kehre dann wieder zurück in deinen Alltag, rekle und streck dich. Fühle dich erfrischt und wohl.

Dein Körper im Wind

Mache es dir bequem, schließe die Augen und atme einige Male tief ein und aus. Du spürst, wie langsam Ruhe und Besinnung in deinen Körper einkehren. Du fühlst dich friedlich und ganz in Harmonie mit dir selbst. Dein fließender Atem schenkt dir Erholung und Regeneration. Stell dir nun vor, wie du unter blühenden Bäumen stehst, durch die der sanfte Frühlingswind weht. Der Wind ist sanft und warm. Ganz mild streicht er über deinen Körper und befreit dich von allen Kümmernissen und Sorgen. Er nimmt dir alle Verspannungen und versorgt dich mit frischer Kraft und inspirierenden Gedanken. Duftende Blüten fallen auf dich herab, umhüllen dich mit ihrer samtigen Sanftheit und schmeicheln deinen Sinnen. Du spürst ihre Berührungen so leicht wie Engelsflügel. Du atmest weiter tief ein und aus und lässt den warmen Wind durch deine Haare wehen. Ganz frei und leicht fühlst du dich, denn der Wind weht alles fort, was dich belastet und deinen Körper schwer und verschlossen macht. Ganz weit öffnen sich deine Körperzellen, um die reinigende, klärende und lichtvolle Energie der Liebe in sich aufzunehmen. Es duftet nach Frühling. Der Geschmack süßlicher Kostbarkeiten liegt in der Luft. Du siehst, wie die rosafarbenen Blüten der Bäume wie Schaumwolken um dich herumfliegen. Jetzt öffnest du die Arme und lässt die bauschigen Blüten auf dich rieseln. Du drehst dich langsam im Kreis und lässt den Zauber der Frühlingskraft tief in deinen Körper eindringen. Fruchtbar und empfangend öffnen sich Leib und Seele, um die wunderbare Einzigartigkeit der Natur zu feiern. Aus deinem Herzen fließen glanzvolle, lichtvolle Strahlen und Ströme von Seligkeit. Du bist ganz eins mit dir und mit der Schönheit der Schöpfung. Wohlgefühl strömt in deinen Adern, in deinen Muskeln, in deinen Knochen, in deinen Organen, in all deinen Körperzellen. Nimm dieses Bild der Glückseligkeit des blühenden Frühjahrs in dir auf. Fühle dich in dieses Bild ein. Spüre in dich hinein. Lasse dir Zeit, es in dir wirken zu lassen.

Genieße es noch eine Weile, koste es aus und kehre dann mit einem tiefen Atemzug wieder zurück in deine Wirklichkeit. Rekle und strecke dich und komm wieder in deinem Alltag an.

Am Meer Erholung finden

Du machst es dir ganz bequem und schließt die Augen. Atme einige Male tief ein und aus und spüre, wie du dich langsam entspannst und erholst. Deinen Alltag lässt du ganz weit hinter dir und reist in deiner Fantasie ganz weit fort. Es erwartet dich ein herrlicher Strand mit feinem, weißem Sand und warmen Temperaturen. Die Sonne scheint angenehm und streichelt deine Haut ganz sanft. Du sitzt auf einer bequemen Decke im Sand und schaust aufs türkisblaue Wasser. Die Sonne glitzert und funkelt im Wasser. Leuchtende Funken spiegeln sich in den Wellen und setzen hoffnungsvolle und verheißungsvolle Zeichen. Farbenfroh grüßt dich das Meer in seinen verschiedenen Blau- und Grüntönen, die sich nun in dir spiegeln, auch in dir zu leuchten beginnen und deine Seele glücklich stimmen. Du siehst den Wellen zu, wie sie rhythmisch mit weißen Schaumkronen den Strand berühren und bewegende Hoffnung in dein Leben bringen. Es geht dir gut. Dein Körper entspannt sich immer mehr, weil er die Weite des Ozeans in sich aufnehmen kann und im Blau des Himmels versinkt, dort, wo sich der Horizont mit dem Meer vereint. Endlich kann alles von dir abfallen, was dir Sorgen und Kummer bereitet. Du atmest den Augenblick der Glückseligkeit in dich hinein, riechst den salzig-würzigen Meereswind, der dich liebevoll berührt und dich streichelt, und fühlst dich geborgen im Anblick der schimmernden Farben des Meeres. Ruhe und Frieden ziehen in deine Seele ein, denn dieser Moment der Erholung und Entspannung versöhnt dich mit deinem Schicksal und lässt in dir ein wonnevolles Fließen entstehen, das dir Stille und Schönheit zugleich schenkt. Du schaust aufs Meer und versinkst ganz im Anblick der herrlichen Farbtöne, die in besonderer

Harmonie erstrahlen und in dir die Gewissheit entstehen lassen, dass du heil bist. Dein Körper erholt sich, regeneriert sich, wird verwandelt und transformiert in aller Ruhe, um dein Wunschkind zu empfangen. Die flüsternden, singenden Wellen des Meeres erzählen dir, dass dein Körper in der Lage ist, dein Wunschkind zu empfangen. Dein Körper empfängt den Segen der liebenden Verbundenheit mit deinem Partner. Der Weg zu deinem Kind findet sich in den wogenden Weiten des Meeres. Du hörst das Rauschen der Wellen und das Flüstern des Windes in dir und kannst alles loslassen, was deinen Körper blockiert. Ganz befreit atmest du gleichmäßig tief ein und aus. Beobachte weiter das Auf und Ab der Wellen. Tauche ein in den Farbglanz des schillernden Meeres und spüre, wie du im warmen Sand sitzt und dich von jeglichem Ballast befreist. Genieße diese träumerisch verwöhnenden Impressionen und kehre erst dann wieder in deine Wirklichkeit zurück, wenn du dich völlig entspannt und wohlfühlst. Dann rekelst und streckst du dich und kommst in deinen Alltag zurück.

In einer Seifenblase fliegen

Mache es dir gemütlich, schließe die Augen und atme einige Male tief ein und aus. Du entspannst dich und kommst innerlich zur Ruhe. Stelle dir nun vor, wie du gleich auf eine Reise gehen wirst in einer wunderbar luftigen, schillernden Seifenblase. Die Seifenblase duftet lieblich und lädt dich ein, in ihr Inneres zu steigen. Sie öffnet sich wie eine Blüte und lässt dich in ihr Platz nehmen. In dieser Seifenblase ist es wohlig warm und himmlisch schön. Du kannst die Seifenblase zum Fliegen bringen, wenn du möchtest. Du kannst aber auch einfach nur ein wenig über dem Boden hinwegschweben, ganz wie es dir beliebt. Es liegt an dir, deine Seifenblase zu steuern. So kannst du nun ganz langsam in die Höhe steigen und dir die Welt aus deiner funkelnden Seifenblase von oben betrachten. Du bist dem Himmel wunderbar nahe und fühlst dich leicht und frei. Dein Körper ist jetzt so leicht, dass er keinen Schmerz mehr empfindet. Das himmlische Licht, das auf die Seifenblase fällt, entfernt sämtliche dunkle Stellen aus deinem Körper. Alles Schwere und Schmerzhafte

lässt du hinter dir. In der Seifenblase herrscht eine heilende Leichtigkeit, die dir Freude bereitet.
Freundlich schwingst du mit deiner
Seifenblase, in der du es dir bequem
gemacht hast, am Horizont entlang.
Du beobachtest die vorbeiziehen-
de Landschaft und blickst zu den
Wolken am Himmel. Wunderbar
geborgen fühlst du dich jetzt. Du
bist in Sicherheit und weißt, dass
alles gut ist und dass dein Körper selbst ein kleines Wunder ist.
Schwebe. Schwebe und genieße. Sei
ganz du selbst, ausgesöhnt mit deinem Körper, mit deiner Seele und
deinem Herzenswunsch nach einem
Kind. Tanzend und schaukelnd
befreist du dich von allem Kummer und kehrst erst dann zur Erde
zurück, wenn du dich wohlig und
geborgen fühlst. Wenn du wieder
am Boden angekommen bist, steigst
du erfrischt und leichtfüßig aus der
Seifenblase aus.

Kehre wieder zurück in die Wirklichkeit, indem du tief ein- und
ausatmest und dich rekelst und
streckst. Der Alltag wird dir nun
ganz leicht von der Hand gehen.

Die farbige Lichtdusche

Ganz gemütlich entspannst du
dich, atmest tief ein und aus und
schließt die Augen. Komme zur
Ruhe und spüre, wie du ganz tief
in dir selbst ruhst. Stelle dir nun
vor, wie du dich unter eine warme,
erquickende Lichtdusche stellst.
Zunächst flutet rotes Licht in dich
hinein. Es strahlt von oben, von unten und von allen Seiten in deinen
Körper. Du nimmst das rote, wär-
mende Licht dankbar an. All deine
Körperzellen werden durch das rote
Licht mit Vitalität und Lebenskraft
gefüllt. Genieße die farbigen Strahlen, die dich sanft umhüllen und in
deinen Körper eindringen, um dich
zu heilen, und die alles in dir ins
Fließen bringen. Sobald du fühlst,
dass du genügend rotes Licht in dir
aufgenommen hast, wirst du nun
mit orangefarbenem Licht geflu-
tet. Wieder dringt dieses fröhlich
leuchtende Licht in dich hinein
und schenkt dir kreative Impulse.
Nimm die Farbe Orange ganz in
dir auf, bis du dich erfüllt fühlst,
und stelle dir dann vor, wie gelbes
Licht deinen Körper verwöhnt. Das
gelbe Licht steht für Lebensfreude
und Tatkraft. Gute Laune durchflu-
tet dich und macht dich stark. Du

genießt die Dusche mit der gelben Farbe und stellst dir anschließend vor, wie grünes Licht deinen Körper umhüllt und in dich hineinfließt. Das grüne Licht heilt und nährt dich. Es schenkt dir Frische und Lebendigkeit und unterstützt deine Fruchtbarkeit. Nach der grünen Farbe stellst du dir eine hellblaue Farbe vor, die durch dich hindurchfließt. Dann ein dunkles Azurblau und zum Schluss ist es ein schönes Violett, das dich noch einmal dich selbst und deine Weiblichkeit spüren lässt.

Erfüllt von all den Farben rekelst und streckst du dich schließlich und kehrst tief ein- und ausatmend in die Wirklichkeit, in deinen Alltag zurück.

Die Heilpyramide

Mache es dir bequem und atme einige Male tief ein und aus. Schließe die Augen und spüre, wie langsam Ruhe und Besinnlichkeit in dich einkehren. Du erlebst die Stille in deinem Körper und kannst mit deinen Gedanken auf Wanderschaft gehen. Stelle dir vor, wie du dich innerhalb einer riesigen Kristall-Heilpyramide befindest. Von allen Seiten wirst du mit heilender, kraftvoller Energie umhüllt. Dein Nervensystem wird gestärkt, deine Organe werden massiert, deine Eizellen genährt und deine Gebärmutter versorgt. Alles in dir und an dir ist gesund und bereit, ein Kind zu empfangen. Kristalline Energie strömt in dich hinein und löst all deine Schwäche auf und erfüllt dich mit Stärke. Mit jeder Energiewelle spürst du, wie es dir besser geht. Innerlich wirst du gefestigt, du kannst ganz und gar an deinem Weg festhalten. Äußerlich wird dein Körper bereit, alles für eine Empfängnis in die Wege zu leiten. Segensreich sind die Energieimpulse, die in dich hineinströmen und deinen Körper wie deine Seele mit allem versorgen, was du brauchst. Du bist beschützt und kannst deine Kräfte wieder spüren. Deine Wirbelsäule richtet sich auf. Du kannst durchatmen und dich befreit fühlen. Aufrecht und stark bist du nun bereit, die Pyramide zu verlassen. Du weißt, dass du jederzeit wieder zurückkehren kannst, um dich stets aufs Neue in der Pyramide mit heilendem Kristalllicht zu erfrischen. Atme ein paarmal tief in deinen Körper hinein.

Dann Rekle und streck dich und kehre schließlich mit neuer Kraft zurück in deine Wirklichkeit und gleite sanft in deinen Alltag hinein.

Heilmassagen für die Fruchtbarkeit

Ein wichtiger Teil meiner Kinderwunschbegleitung besteht darin, Nacken, Schultern und Rücken meiner Kinderwunschpatientinnen zu massieren. Muskuläre Verspannungen, aber auch psychische Belastungen und nicht abgebaute Stresshormone „lagern" sich am oberen Rücken ab. Cortisol und Adrenalin sorgen im Übermaß dafür, dass am Nacken eine Art Verdickung entsteht, die auch „Stiernacken" genannt wird. Dieses eindeutige Zeichen steht für dauerhaften Stress, wie er während der gesamten Kinderwunschzeit erlebt wird.

Mit sanften und kreisenden Bewegungen, ausgeführt mit warmen, duftenden Ölen, werden alle Verspannungen wegmassiert und Stoffwechselabfallprodukte gelöst. Anschließend ist es wichtig, viel zu trinken und sich Ruhe zu gönnen. Der Körper kann dann alles loswerden und ausscheiden, was ohne diese Unterstützung nicht abgebaut werden könnte. Dies gilt zum Beispiel auch für Wassereinlagerungen im Gewebe. Die sehr zarten Bewegungen am Rücken, an den Schultern und am Nacken wirken entwässernd.

Wenn Sie sich selbst eine Massage geben, verwöhnen Sie damit Ihren Körper. Sie aktivieren aber auch die Funktionen Ihrer Organe und unterstützen im gleichen Maße, wie wenn Sie eine andere Person massieren würden, das Entschlacken und den Abtransport von Stoffwechselabfallprodukten, die durch Stress entstanden sind.

Die Selbstmassage können Sie jeden Tag anwenden. Sie dauert nicht lange. Fünf Minuten reichen schon, um sich selbst zu verwöhnen. Am sinnvollsten führen Sie die Massage abends aus. Trinken Sie danach ausreichend, damit die freigesetzten Stoffwechselabfallprodukte abtransportiert und ausgeschieden werden können.

Das Ausscheiden kann auch über die Haut geschehen, indem Sie ins Schwitzen geraten. Auch das ist ein gutes Zeichen. Trinken Sie weiterhin viel, am besten einen angenehmen und wärmenden Kräutertee. Nehmen Sie gelassen in Kauf, dass Sie öfter zur Toilette müssen.

Übung:
Nun zur Selbstmassage:

Die Massage wird ohne Öl ausgeführt. Sie müssen sich dazu nicht einmal Ihrer Kleidung entledigen. Setzen Sie sich bequem hin und legen Sie die rechte Hand auf die linke Schulter. Beginnen Sie die Schulter zu massieren, indem Sie mit den Fingerkuppen in die Muskelstränge hineingreifen. Drücken Sie leicht, wenn Sie verdickte und erstarrte Muskeln ertasten können. Stellen Sie sich vor, wie unter Ihren Fingerkuppen die Muskeln weich und geschmeidig werden. Das sanfte Kneten sorgt dafür, dass das Gewebe gut durchblutet wird, dass sich schmerzhafte Verspannungen lösen und der ganze „Stoffwechselmüll" gelöst wird.

Wechseln Sie die Seite und legen Sie die linke Hand auf die rechte Schulter. Wiederholen Sie die massierenden, knetenden Griffe auf dieser Seite.

Danach legen Sie die Fingerkuppen beider Hände rechts und links an die Halswirbelsäule und kneten ganz sanft und vorsichtig den Hals entlang abwärts vom Kopfansatz bis zum Schulteransatz. Mit leichten kreisenden Bewegungen spüren Sie in die Muskulatur des Halses hinein und lösen dort Verspannungen. Streichen Sie dann mit der flachen Hand den Hals abwärts.

Lösen Sie anschließend die Hände vom Hals und spreizen Sie an beiden Händen Zeige- und Mittelfinger. Legen Sie die gespreizten Zeige- und Mittelfinger jeweils entlang der Ohren auf. Die Ohren liegen jetzt zwischen den gespreizten Fingern. Streichen Sie nun mit den Händen ganz sachte und ohne Druck abwärts an den Ohren vorbei über die Lymphe, bis Sie mit den Fingern am Schlüsselbein ankommen. Wiederholen Sie diese Streichbewegung mindestens zehn Mal.

Dann legen Sie alle Fingerkuppen entlang des Schlüsselbeins und kreisen sanft mit den Kuppen auf der Stelle. Damit lösen Sie nun den Rest der Stoffwechselabfallprodukte. Ungefähr zehn Sekunden sollten Sie diese Übung am Schlüsselbein ausführen.

Der nächste Massagegriff ist ganz einfach. Sie legen alle Fingerkuppen auf den Kopf und kreisen damit über die gesamte Kopfhaut, so wie beim Shampoonieren. Nach Bedarf darf dieses Shampoonieren ruhig mit ein wenig Druck ausfallen. Spüren Sie in sich hinein, was Ihnen guttut und welche Art der Massage Sie im Augenblick benötigen. Dies kann von Tag zu Tag variieren.

Führen Sie dann zarte Kreisbewegungen über das gesamte Gesicht aus. Sehr sachte und ganz ohne Druck erspüren Sie Verspannungen innerhalb der Gesichtsmuskeln und lösen diese sanft kreisend. Im Gesicht sollten Sie nie mit Druck einwirken. Auch Zerren und Ziehen sollten Sie vermeiden.

Kneten Sie abschließend mit Zeigefinger und Daumenspitze die Augenbrauen entlang, und zwar von der Nasenwurzel bis zu den Augenbrauenenden.

Nun wechseln Sie zum Bauch. Legen Sie beide Hände übereinander und kreisen Sie zunächst einmal im Uhrzeigersinn von Ihnen aus gesehen mit den Handflächen um den Nabel herum. Ganz langsam und mit sanftem Druck umkreisen Sie den Nabel ungefähr eine halbe Minute lang. Dann wechseln Sie

die Richtung und kreisen gegen den Uhrzeigersinn.

Anschließend legen Sie alle Fingerkuppen auf Ihren Bauch und kreisen mit sanftem Druck über den gesamten Bauch. Kneten Sie dabei leicht in die Bauchhaut hinein. Diese Bewegung führen Sie mindestens eine halbe Minute lang aus.

Danach legen Sie beide Handflächen auf Ihren Unterbauch, wobei die Finger in Richtung Schambein zeigen. Streichen Sie nun mit den Handflächen nach oben in Richtung Bauchnabel. Setzen Sie dann wieder unten am Schambein an und streichen Sie wieder nach oben. Führen Sie diese fließende Bewegung mindestens eine halbe Minute lang aus.

Dieselbe Übung führen Sie dann so aus, dass Sie vom Schambein aus mit den Handflächen über den gesamten Bauch nach außen zu den Hüftknochen streichen. Immer wieder legen Sie die Handflächen zurück zum Schambeinansatz und massieren sich hier mindestens eine halbe Minute lang.

Abschließend lassen Sie die Handflächen direkt über der Gebärmutter liegen. Lassen Sie Ihren Atem zu Ihrer Gebärmutter fließen. Spüren

Sie, wie sich beim Einatmen der gesamte Bauchraum weitet und die Atemluft in den Bauch hineinfließt. Beim Ausatmen lassen Sie die Atemluft gleichmäßig wieder aus dem Körper gleiten, sodass sich der gesamte Bauch absenkt. Atmen Sie rhythmisch und gleichmäßig mindestens eine Minute lang in Ihren Bauch hinein.

Yoga und Bauchtanz für die Fruchtbarkeit

Yogaübungen bringen Körper und Seele eine Art aktive Entspannung. Sie massieren den gesamten Bauchraum und erzeugen im Körper einen aktiven Energiefluss, der spürbar ist und neue Kraft schenkt.

Um ein Kind empfangen zu können, benötigt der gesamte Körper ein gewisses Energiepotenzial. Natürlich ist es auch jederzeit möglich, dass ein ausgezehrter und gestresster Körper ein Kind empfängt. Wenn das nicht ginge, wäre die Menschheit schon längst ausgestorben, denn Kinder kündigen sich auch unter den widrigsten Lebensumständen und unter körperlichen Beeinträchtigungen an. Dennoch ist ein gesunder, vitaler Körper eher in der Lage, ein Kind zu empfangen und auch auszutragen.

Yogaübungen unterstützen den freien Fluss der Lebensenergie. Sie stärken den Körper, aber auch die Seele und sorgen für innere wie äußere Kraft.

Zu den effektivsten Yogaübungen gehören die Atemübungen. Allen voran die Übung „Feueratem". Sie erzeugt sofort sehr viel Energie, regt den Stoffwechsel und die hormonelle Produktion an, massiert und durchblutet den gesamten Bauchraum. Diese Übung wirkt verjüngend und aktivierend. Sobald Sie allerdings schwanger sind, sollten Sie diese Übung nicht mehr ausführen. Auch nicht nach einer künstlichen Befruchtung, während der zwei Wochen Wartezeit. Die Übung ist ausschließlich für die Kinderwunschzeit nützlich, um den Körper optimal zu stimulieren.

Die Bauchtanzübungen dienen ebenfalls dazu, den Körper sanft zu aktivieren, und wirken vor allem direkt auf die weiblichen Organe. Sie aktivieren den Energiefluss und entfachen darüber hinaus Hingabe, Empfangsbereitschaft und die lustvolle Freude auf die Vereinigung mit dem geliebten Partner. Darüber hinaus lösen Sie mit diesen Bewegungen Beschwerden im unteren Rückenbereich. Verspannungen im Lendenwirbelbereich werden sanft gelindert oder sogar ganz aufgelöst.

Es macht Sinn, zuerst mit den Bauchtanzübungen zu beginnen, denn sie dienen auch gleichzeitig der Aufwärmung des Körpers, sodass Sie anschließend gleich die Yogaübungen folgen lassen können und mit den Atemübungen aus dem Yoga die Übungssequenz abschließen.

Ziehen Sie bequeme Kleidung an und nehmen Sie sich mindestens eine Viertelstunde Zeit für alles. Wenn möglich, sollten Sie die Übungen täglich ausführen. Das regelmäßige Üben bringt langfristig Gelassenheit, innere Ruhe und Energie in Ihr Leben und schafft optimale körperliche Voraussetzungen für eine Empfängnis.

Die Bauchtanzübungen

Die Bauchtanzübungen bestehen aus sanften Beckenbewegungen. Sie beginnen im Stehen und stellen sich dabei vor, wie Sie ganz geschmeidig Ihr gesamtes Becken kreisen lassen, ohne dass sich Ihr Oberkörper zu viel mitbewegt. Zum besseren Spüren können Sie beide Hände in den Hüften aufstützen.

Der horizontale Kreis

Stehen Sie aufrecht und schulterbreit mit beiden Beinen auf dem Boden. Beugen Sie leicht Ihre Knie und beginnen Sie, mit dem Becken ganz langsam und sanft in eine Richtung horizontal zu kreisen. Stellen Sie sich vor, wie Sie ganz gemütlich in einer Schüssel rühren. Das Becken kreist zunächst nur in einer Richtung. Erst nach ungefähr einer halben Minuten wechseln Sie die Richtung und kreisen andersherum. Achten Sie darauf, dass Sie Ihr Becken wirklich langsam bewegen und die Kreisbewegung fließend ausfällt. Es sollten keine ruckartigen Bewegungen erfolgen. Genießen Sie den gleichmäßigen Bewegungsfluss! Nachdem Sie Ihr Becken auch eine halbe Minute in die andere Richtung haben kreisen lassen, beenden Sie die Übung.

Das Beckenkippen

Sie stehen aufrecht und schulterbreit mit beiden Beinen auf dem Boden. Mit leicht gebeugten Knien stehend kippen Sie nun das Becken so, dass Ihr Schambein in Richtung Nase gezogen wird, und spüren, wie sich dabei auch Ihr Gesäß und die Oberschenkel anspannen. Halten Sie die Position ungefähr zehn Sekunden lang. Dann kippen Sie das Becken in die andere Richtung, sodass Sie im Hohlkreuz stehen. Halten Sie auch diese Position ungefähr zehn Sekunden lang. Danach kippen Sie im fließenden Wechsel Ihr Becken vor und zurück, bitte ganz langsam und geschmeidig. Führen Sie die gesamte Übung mindestens eine Minute lang aus.

Die liegende Acht

Sie stehen aufrecht und schulterbreit mit beiden Beinen auf dem Boden. Beugen Sie leicht die Knie und stellen Sie sich vor, wie Sie mit Ihrem Becken eine liegende Acht beschreiben. Ganz langsam und geschmeidig kreisen Sie mit dem Becken und beschreiben die liegende Acht dabei ganz ausführlich. Spüren Sie, wie sich Ihr Becken dabei dreht. Versuchen Sie alles in einem gleitenden Bewegungsfluss auszuführen, ohne ruckartige Stopps. Beenden Sie die Übung nach ungefähr einer Minute.

Das Beckenschieben

Sie stehen aufrecht und schulterbreit auf dem Boden und gehen leicht in die Knie. Stellen Sie sich vor, wie Sie Ihr Becken von der Mitte des Körpers ganz nach rechts schieben und dann gleich wieder ganz nach links. Führen Sie diese Bewegung auch wieder ganz geschmeidig und langsam aus. Versuchen Sie, Ihr Becken so weit wie möglich nach außen zu schieben und die Bewegung fließend ungefähr eine Minute lang auszuführen.

Die Yogaübungen

Um Krisen durchzustehen und wieder mit Leib und Seele in Balance zu kommen, sind Yogaübungen hervorragend geeignet. Darüber hinaus unterstützen fließende Bewegungen auch den Lebensfluss des Daseins, schenken Energie und bereiten den Körper auf neue Aufgaben vor, zum Beispiel auf die Empfängnis eines Kindes.

Kraft tanken

Sie stehen aufrecht und schulterbreit auf dem Boden. Die Beine sind leicht gebeugt. Strecken Sie nun die Arme parallel nach vorne, wobei die Handflächen nach oben zeigen. Stellen Sie sich eine Schaufel vor. Ihre Arme bilden gedanklich eine Schaufel, mit der Sie Energie zu sich her holen. Atmen Sie kräftig ein und vollführen Sie mit den Armen eine Schaufelbewegung, indem Sie die Arme schnell zu sich heranziehen, also in Richtung Oberkörper. Beim Ausatmen finden die Arme wieder in die Ausgangsposition zurück. Atmen Sie im schnellen Rhythmus, um sich gut mit Energie aufzuladen. Atmen Sie durch die Nase ein und durch den Mund aus. Führen Sie die Übung mindestens eine Minute lang aus.

Den eigenen Weg gehen

Sie stehen hüftbreit mit beiden Beinen auf dem Boden. Heben Sie Ihren linken Fuß vom Boden, umfassen Sie den linken Fuß und ziehen Sie ihn mit der linken Hand nach hinten, bis er das Gesäß geführt. Das Knie ist dabei maximal gebeugt. Sie stehen nun auf einem Bein und müssen die Balance halten. Winkeln Sie den rechten Arm ab und formen Sie mit der Hand eine Schale. Stellen Sie sich vor, dass in dieser Schale alles liegt, was Ihnen in diesem Leben begegnet, also Gutes wie Schlechtes. Lösen Sie

nun die Schale auf, drehen Sie die Hand, sodass die Handfläche Richtung Boden zeigt, und strecken Sie den gesamten Arm nach vorne. Die Fingerspitzen zeigen weit nach vorne. Ziehen Sie gleichzeitig das angewinkelte Bein noch ein wenig höher und nach hinten. Ihr Blick ist nach vorne gerichtet. Der ausgestreckte Arm symbolisiert Ihren Weg, dem Sie unbeirrt folgen. Halten Sie die Position ungefähr zehn Sekunden. Dann wechseln Sie die Seite.

Nach den Sternen greifen

Begeben Sie sich in den Vierfüßlerstand auf den Boden, also auf alle viere. Drehen Sie Ihren Oberkörper nach links und heben Sie gleichzeitig den linken Arm. Strecken Sie den linken Arm gerade nach oben, als ob Sie einen Stern vom Himmel pflücken wollten. Die Fingerspitzen zeigen Richtung Decke, Sie schauen zu Ihren Fingern. Atmen Sie ein. Beim Ausatmen senken Sie den Arm wieder ab und stellen ihn zurück auf den Boden. Während der nächsten Einatmung drehen Sie den Oberkörper nach rechts und strecken den rechten Arm nach oben. Ihr Blick folgt dem Arm. Beim Ausatmen stellen Sie den Arm wieder auf den Boden zurück. Im fließenden Wechsel drehen Sie sich so auf die eine und die andere Seite – mindestens eine halbe Minute lang.

Dem Leben mutig begegnen

Begeben Sie sich in den Vierfüßlerstand. Senken Sie das Gesäß nach hinten und unten ab. Grätschen Sie die Beine und kauern Sie sich in einer Art Froschposition auf den Boden. Ihre Arme liegen verschränkt vor Ihrem Kopf auf dem Boden. Sie betten Ihre Stirn auf Ihre Arme. Atmen Sie tief in den Körper hinein und halten Sie die Position mindestens eine Minute lang. Stellen Sie sich vor, ein Frosch zu sein, der mutig dem Leben entgegenspringt.

Sich leicht und frei fühlen

Begeben Sie sich in den Vierfüßlerstand. Atmen Sie kräftig ein und wölben Sie den Rücken nach oben. Machen Sie einen Katzenbuckel. Der Bewegungsimpuls startet vom Rücken aus. Den Kopf rollen Sie dabei in Richtung Brustbein. Atmen Sie dann kräftig aus und lassen Sie dabei den Rücken langsam nach unten gleiten. Dabei schiebt sich das Gesäß nach hinten und

Sie legen den Kopf in den Nacken. Sie machen jetzt eine Art Hohlkreuz. Bei der nächsten Einatmung kommen sie wieder in den Katzenbuckel. Machen Sie sich auf diese Weise einmal ganz rund und überstrecken sie den Rücken dann sanft – geschmeidig fließend im eigenen Atemrhythmus, ungefähr eine halbe Minute lang.

Mehr Gelassenheit

Setzen Sie sich im Schneidersitz auf den Boden und legen Sie die Hände auf die Knie. Atmen Sie aus und runden Sie den Rücken dabei. Ihr Kopf sinkt zum Brustbein. Beim Einatmen richten Sie die Wirbelsäule wieder auf. Der Rücken wird wieder ganz gerade und Sie sitzen ganz aufrecht. Führen Sie die Übung im Wechsel mindestens eine Minute lang aus.

Das Aufkeimen neuer Lebensfreude

Sie sitzen mit aufgerichteter Wirbelsäule auf dem Boden und winkeln die Beine vor dem Körper an. Legen Sie jetzt die Fußsohlen aneinander. Schieben Sie die Beine mit den zusammengelegten Fußsohlen so weit nach vorne, dass es sich angenehm anfühlt. Beginnen Sie nun leicht mit den Oberschenkeln zu wippen. Stellen Sie sich vor, ein Schmetterling zu sein, der fröhlich über eine Frühlingswiese flattert und ganz sorglos ist. Führen Sie die Übung mindestens eine Minute lang aus.

Alles hat seine Zeit

Begeben Sie sich in den Vierfüßlerstand und strecken Sie dann das linke Bein gerade nach hinten. Beginnen Sie mit der Fußspitze des linken Beins den Bewegungsimpuls zu starten und das ganze Bein auf und ab zu schwingen. Die Hände stützen den restlichen Körper ab. Schwingen Sie mindestens eine halbe Minute lang mit dem linken Bein. Dann wechseln Sie die Seite und lassen das rechte Bein schwingen, wieder eine halbe Minute lang.

Schritt für Schritt den Weg beschreiten

Sie stehen hüftbreit mit beiden Beinen auf dem Boden. Machen Sie einen großen Ausfallschritt nach vorne und bleiben Sie in Schrittposition stehen. Ihre Füße stehen parallel zueinander, die Fußspitzen

schauen genau nach vorne in Blickrichtung. Beugen Sie nun leicht Ihre Knie. Die Wirbelsäule bleibt aufgerichtet und gerade. Legen Sie beide Handflächen vor der Brust zusammen und halten Sie die Position mindestens eine halbe Minute lang. Dann lösen Sie die Position und wechseln die Beine. Das andere Bein ist nun vorne. Wiederholen Sie die Übung und halten Sie die Position auch auf dieser Seite wieder eine halbe Minute lang.

Ganz bei sich selbst sein

Sie liegen auf dem Rücken und stellen die Beine auf. Die Arme liegen entspannt neben dem Körper. Kippen Sie nun das gesamte Becken leicht nach vorne. Atmen Sie dabei ein. Es entsteht ein Hohlkreuz im Rücken. Sie könnten jetzt eine Hand unter Ihren Rücken schieben. Kippen Sie nun das Becken wieder zurück, sodass der komplette Rücken auf den Boden gedrückt wird. Dabei atmen Sie aus. Diese Kippbewegung führen Sie ganz langsam und fließend aus, mindestens eine halbe Minute lang. Danach kippen Sie das Becken im fließenden Wechsel von der rechten Hüftseite zur linken und wieder zurück.

Schaukeln Sie sanft dabei, mindestens eine halbe Minute lang. Zum Schluss kreisen Sie mit dem Becken auf dem Boden. Suchen Sie sich zunächst eine Richtung aus und kreisen Sie langsam und geschmeidig mindestens eine halbe Minute lang. Dann kreisen Sie noch einmal in die andere Richtung – wieder mindestens eine halbe Minute lang.

Dem Baby eine Brücke ins Leben bauen

Legen Sie sich auf den Rücken und stellen Sie die Beine auf. Ihre Arme liegen ganz entspannt neben dem Körper. Drücken Sie sich nun mit den Füßen nach oben. Sie heben das Gesäß vom Boden ab. Kopf und Schultern bleiben ganz entspannt liegen. Spüren Sie in die Haltung hinein und bleiben Sie mindestens eine halbe Minute lang in dieser Position. Dann senken Sie ganz langsam und allmählich das Becken wieder ab. Wiederholen Sie die Übung noch zwei Mal.

Mit dem Herzen offen bleiben, was auch immer geschieht

Legen Sie sich auf den Rücken und stellen Sie die Beine auf. Strecken Sie beide Arme zu den Seiten, sodass sie rechtwinklig vom Körper am Boden liegen. Die Handflächen zeigen nach unten. Kippen Sie nun sachte die aufgestellten Beine auf die rechte Körperseite. Legen Sie die angewinkelten Beine so gut es geht am Boden ab. Drehen Sie den Kopf auf die linke Seite. Bleiben Sie in dieser Drehposition mindestens eine halbe Minute lang liegen und atmen Sie dabei in den gesamten Körper herein. Danach führen Sie die Beine wieder nach oben und legen sie auf die andere Seite. Den Kopf drehen Sie wieder auf die Gegenseite. Wieder halten Sie die Position eine halbe Minute.

Atemübungen

Die Yoga-Vollatmung für Kraft und Energie in stressigen Lebensphasen

Legen Sie sich auf den Rücken und stützen Sie die Unterarme ab, sodass Ihr Oberkörper leicht angehoben ist. Die Beine strecken Sie aus. Atmen Sie durch die Nase ein und lassen Sie den Atemfluss zunächst in den Bauchraum strömen, dann höher bis zur Brust und noch ein

163

kleines bisschen höher bis hin zum Halsbereich und bis Sie merken, dass keine Luft mehr in Ihren Körper hineinpasst. Sie tanken also ganz viel Sauerstoff. So viel wie möglich. Während der dann folgenden Ausatmung entweicht die Atemluft fließend und langsam nach unten hin. Sie lassen den Atem einfach wieder hinausströmen. Wiederholen Sie diese Vollatmung höchstens noch zwei Mal, sonst wird Ihnen schwindelig, weil Sie in sehr kurzer Zeit sehr viel Sauerstoff aufnehmen. Doch bei drei solchen Atemzügen sind Sie voll erfüllt von der Atemluft, was Ihnen guttun wird.

Die Einloch-Nasenatmung, um sich klar und befreit zu fühlen

Halten Sie mit Zeige- oder Mittelfinger ein Nasenloch zu. Atmen Sie durch das freie Nasenloch kontinuierlich ein und aus, ganz langsam und gleichmäßig. Nach etwa drei Minuten wechseln Sie das Nasenloch und atmen wieder langsam und gleichmäßig ein und aus. Schließen Sie am besten während der gesamten Übung die Augen. Sie werden erfüllt mit geistiger Frische und Klarheit und können Sorgen besser loslassen.

Die Wechselatmung, um Verzweiflung und Hoffnungslosigkeit loszuwerden

Spreizen Sie an einer Hand die Finger und strecken Sie Zeige- und Mittelfinger aus (diese beiden bleiben eng beieinander liegen). Den Daumen spreizen Sie ebenfalls weit ab. Halten Sie nun mit dem abgespreizten Daumen das entsprechende Nasenloch zu. Atmen Sie nun durch das freie Nasenloch tief aus und wieder ein. Dann wechseln Sie das Nasenloch und halten mit dem zusammengelegten Zeige- und Mittelfinger das andere Nasenloch zu, um mit dem nun frei gewordenen Nasenloch wieder aus- und einzuatmen. Dann wird wieder gewechselt und das andere Nasenloch zugehalten. Sie atmen stets immer mit dem freien Nasenloch aus und wieder ein, bevor Sie die Seiten wechseln. Führen Sie die Übung mindestens drei Minuten lang aus.

Die Feueratmung, um die Fruchtbarkeit zu aktivieren (hormonelles Gleichgewicht) und Frust abzubauen

Setzen Sie sich bequem auf einen Stuhl oder auf den Boden. Die Wirbelsäule ist gerade. Stellen Sie sich vor, Sie müssten eine Kerze auspusten. Öffnen Sie dafür leicht die Lippen und vollführen Sie die Pusteatmung in kurzen Abständen. Ihr Bauch wird dabei angeregt und bewegt. Auch Ihr Beckenboden wird dabei aktiviert. Es kann Ihnen sehr heiß dabei werden. Führen Sie die Übung nicht allzu lange aus. Manchmal reichen schon zehn Sekunden. Als Variante atmen Sie nicht mit dem Mund, sondern mit der Nase aus. Schleudern Sie richtiggehend den Atem aus Ihrer Nase heraus. Die Betonung bei der gesamten Übung liegt auf der Ausatmung. Die Einatmung erfolgt nur ganz kurz.

Wildes, ekstatisches Tanzen

Wenn die Sprache auf wildes, ekstatisches Tanzen kommt, dann herrscht bei den meisten Menschen völlige Ratlosigkeit. Diese Art zu tanzen schafft zunächst einmal ein mulmiges Gefühl. Viele fragen sich: Was soll das denn sein?

Genau da liegt der springende Punkt. Denn diese Art des Tanzes entspricht nicht den konventionellen, steifen Vorstellungen der modernen, westlichen Welt, in der alles planbar und kontrolliert ist. Um ein Kind zu empfangen, braucht es manchmal Grenzüberschreitungen. Wer sich wild und ausgelassen bewegt und rhythmische Klänge in sich aufnimmt und wieder aus sich heraus lässt, der befreit sich mit einem Schlag von all seinem Elend und Leid. Mit unkontrollierten Tanzbewegungen, Schütteln, Stampfen, Boxen, Fußtritten und schwingenden Bewegungen kann all der Dampf abgelassen werden, der in der Seele für Schwere und brodelnde Gefühle sorgt. Aufgestaute Gefühle kommen in Bewegung. Der Körper erfährt seine eigene Lebendigkeit.

Sind Wut, Frust, Zorn, Enttäuschung und Trauer im Körper vergraben, helfen wilde Bewegungen, diese aufgestauten Emotionen wieder freizusetzen und herauszulassen. Temperamentvollen Menschen fällt es leichter, sich zu einer fetzigen, wilden Musik frei zu bewegen, völlig ungezungen. Es ist immer besser, diese Übung für sich ganz alleine auszuführen, damit man sich nicht beobachtet und damit gehemmt fühlt.

Allzu kontrollierte, „verkopfte" Frauen tun sich schwerer, wirklich loszulassen. Es benötigt ein wenig Mut und Selbstvertrauen, sich langsam an das Loslassen, das Unkontrollierte heranzuwagen und einfach einmal damit zu beginnen. Wer allzu verhalten ist, stets angepasst reagiert und auf alles mit Vernunft und Selbstkontrolle reagiert, profitiert am meisten von diesen Tanzübungen.

Zu Anfang steht die Überwindung, sich überhaupt darauf einzulassen. Ist dieser Schritt vollbracht, werden die nächsten Schritte immer leichter. Sie bewegen sich ganz für sich zu einer wilden, lauten Musik. Dies ist ein Akt der Hingabe. Es geschieht einfach mit Ihnen und durch Sie. Diese Hingabe ans Leben ist es, die den kreativen Prozess des Kindermachens und des Empfangens begleitet. Das Babymachen ist schließlich der kreativste Prozess der Natur, der Offenheit und ekstatische Bereitschaft benötigt, damit eine Empfängnis möglich wird. Es ist stets ein Abenteuer, ein Kind zu zeugen, zu empfangen, auszutragen, zu gebären und zu erziehen. Nichts davon ist wirklich planbar, kontrollierbar und bestimmbar. Die Bereitschaft, dieses Chaos anzunehmen, gehört zum Kinderkriegen genauso wie das Wilde und Natürliche, das zum Babymachen dazugehört.

Tanzen ist ein Akt der Hingabe. Lassen Sie sich einfach fallen und von der Musik tragen. Beim Tanzen werden kreative Prozesse und Urkräfte freigesetzt, die Sie auch zum Kinderkriegen benötigen.

Beim Tanzen werden Sie frei. Sie lösen sich von all der Planbarkeit im Leben. Sie lösen sich auch von der Angst vor Überraschungen und dem Zwang, alles durchorganisieren und durchstrukturieren zu müssen. Strukturen, Muster, Pläne und Organisation gehören zwar zum Leben, aber sie alleine verhindern jegliche Kreativität. Kreative Prozesse wie das Kinderkriegen benötigen Urkräfte und chaotische Grundbedingungen, um sich wirklich entfalten zu können. Wer er schafft, sich beim Tanzen oder innerhalb anderer wilder Bewegungen zu verlieren, öffnet sich dem Leben, verliert seine Angst, gibt die Kontrolle auf und wird zum reinen Körpergefühl. Kopf und Gedanken kommen zur Ruhe, haben nichts mehr zu melden und übergeben die Macht allein den Körperempfindungen.

Sie können sich voll und ganz auspowern und werden auch stets Ihre weibliche Kraft wieder in sich entdecken. Die Bewegung löst darüber hinaus weitere Empfindungen aus, die Ihre Lust entfachen und Ihre Freude an gelebter Sexualität wieder spürbar machen. Ganz ohne Verstand und Hintergedanken können Sie sich ganz und gar der Musik hingeben, sie aufnehmen und in Bewegung interpretieren.

Es ist nicht wichtig, wie Sie dabei aussehen. Es geht einzig um Ihr Gefühl. Sie sind alleine. Keiner schaut Ihnen zu. Sie können also nach Herzenslust loslegen und sich in den Bewegungen verlieren. Später werden Sie dann erfrischt und befreit wieder im Hier und Jetzt auftauchen und sich wohlfühlen. Sie werden wahrscheinlich ein wenig verschwitzt sein und wohlig ausgelaugt, aber es wird sich gut anfühlen, ganz und gar alles loszulassen. Auch Ihr Kopf wird wieder frei sein.

Suchen Sie sich Musikstücke, die Ihnen entsprechen. Das kann heißer Rock sein, Heavy Metal, Techno oder fetzige Popmusik, was auch immer sich für Sie gut anfühlt und Sie zum wilden Tanz motiviert. Trauen Sie sich! Probieren Sie es aus! Tun Sie es für sich und genießen Sie es!

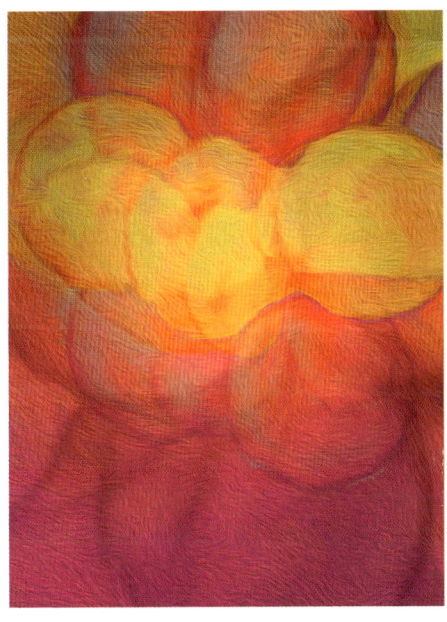

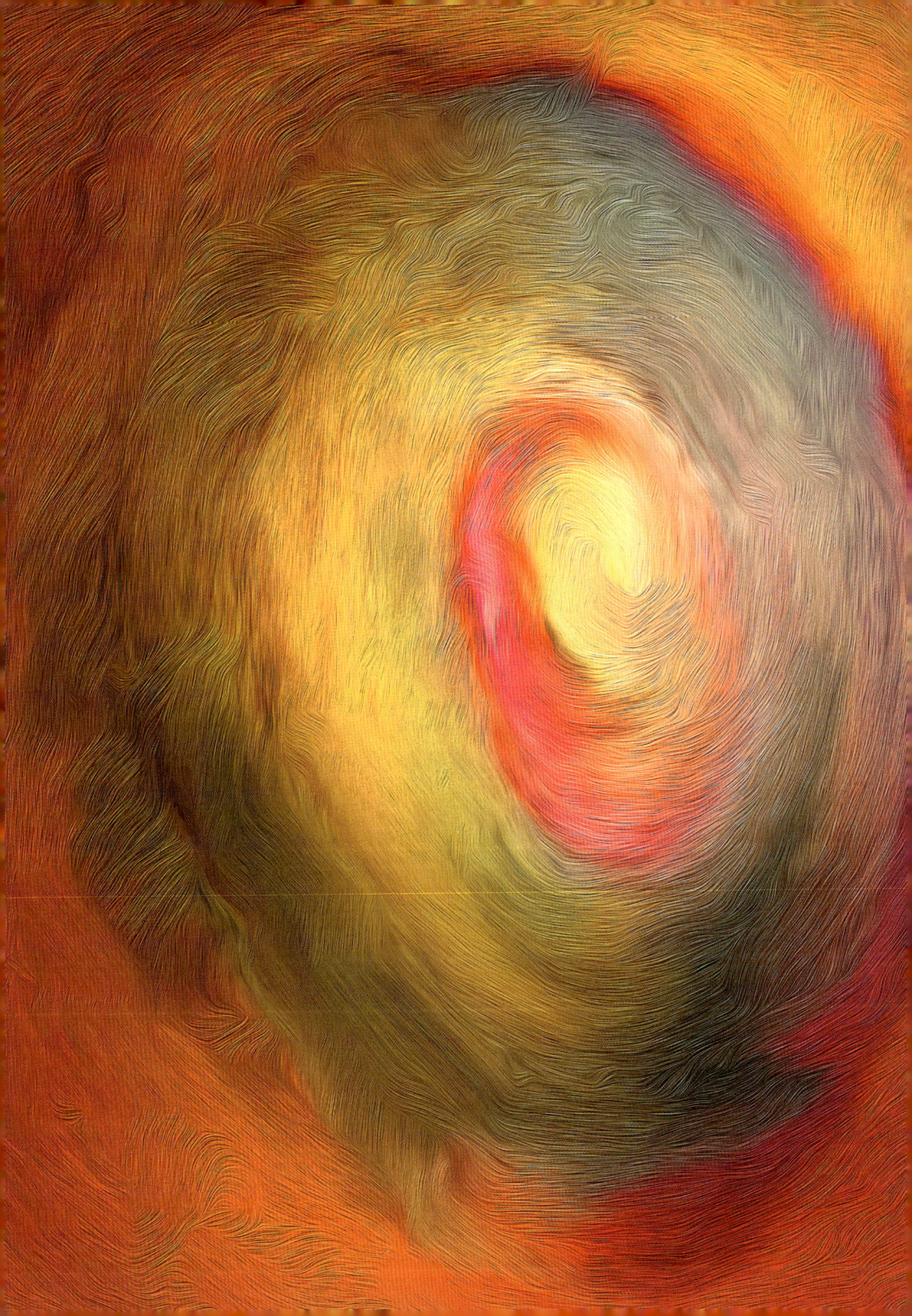

Doch noch Hoffnung?

Haben Sie die Hoffnung, dass es doch noch klappen wird mit dem Kind? Trotz fehlgeschlagener Versuche, schwanger zu werden, trotz unsicherer Diagnosen? Schaffen Sie sich eine gute Atmosphäre, die einladend wirkt – die Ihr zukünftiges Kind einlädt, zu Ihnen zu kommen, die es ihm erlaubt, sich bei Ihnen wohlzufühlen. Stimmen Sie sich mit Gebeten und Affirmationen auf Ihr Wunschkind ein – und vielleicht finden Sie auch den einen oder anderen Wohlfühltipp, den Sie gerne für sich umsetzen möchten.

Heilgebete für den Körper

Heilgebete sind liebevolle Sprüche, die Sie täglich aufsagen können. Sie helfen Ihnen, sich selbst zu lieben und die Situation so anzunehmen, wie sie ist. Darüber hinaus lassen sie liebevolle Gefühle für den eigenen Körper immer wieder aufs Neue entstehen. Stören Sie sich nicht an dem Wort „Gebet". Sie können auch einfach von „Heiltexten" oder „Heilgedichten" sprechen. Sprechen Sie die Worte laut oder leise, je nach Ihrer aktuellen Lebenssituation und je nach Ihrem Bedürfnis. Manchmal ist es überaus befreiend, die Worte laut und deutlich auszusprechen.

Heilgebet
für den gesamten Körper

Mein Körper ist der Tempel der Fruchtbarkeit.
Ich versorge ihn wohlwollend mit liebevollen Gedanken,
mit gesunder und vitalstoffreicher Nahrung,
mit Dank und Fürsorge.
In mir wohnt das lichtvolle Gewebe
des Empfangens.
Mein Körper öffnet sich neuen Aufgaben,
um ein Kind in sich aufzunehmen
und ihm Raum zur Entfaltung
und zum Wachstum zu geben.
Ich bin dankbar, meinen Körper
auf die Elternschaft vorzubereiten.
Hingabe und Liebe sind dazu nötig,
Selbstvertrauen und die Gewissheit,
dass mein Körper wie ein Instrument
die schönsten Lieder der Fruchtbarkeit
in sich trägt
und zum Ausdruck bringt,
indem er schwanger wird.
Ich bin bereit.
Ich bin offen.
Mein Körper ist der Tempel für mein Wunschkind.
Darum bitte ich,
dafür bin ich dankbar,
darauf freue ich mich
in Liebe.

Heilgebet
für die Gebärmutter

*Meine Gebärmutter
ist die Wohnung für mein Wunschkind.
Ich bereite sie in Liebe auf diese kostbare Aufgabe vor.
Ich bereite das Nest,
denn das Nest soll wohlig sein,
warm und weich,
gemütlich und fein.
In diesem Nest wird mein Wunschkind schlummern,
wird wachsen und gedeihen,
wird seinen Platz einnehmen,
um dann geboren zu werden.
Meine Gebärmutter ist das perfekte Zuhause
für mein Wunschkind.
Ich bin so stolz,
dass ich diese Gebärmutter habe
und sie ihre Aufgabe so wunderbar erfüllen wird.
Danke, Gebärmutter, dass es dich gibt.*

Heilgebet
für meine Eizellen

Ich nähre meine Eizellen mit Liebe und Fürsorge,
damit sie einzigartig und bereit sind,
mit der geeigneten Samenzelle zu verschmelzen.
Stark, kräftig und lebendig sollen sie sein.
Sie sollen die Information des Lebens
in sich in perfekter, harmonischer Weise entfalten
und zum optimalen Zeitpunkt
in die Welt hinaus bringen,
um gemeinsam mit der perfekten Samenzelle meines Partners
zu unserem Wunschkind zu werden.
Ich bin dankbar, dass mein Körper Eizellen heranreifen lässt,
die ihrer Aufgabe gerecht werden.
So unterstütze ich in Liebe meinen Körper,
Leben zu erschaffen und zu bewahren,
ganz seiner Bestimmung folgend.

Heilgebet
für meine Hormone

Meine Hormone sind auf perfekte Weise
aufeinander abgestimmt.
Sie erfüllen ihre Aufgabe friedlich und harmonisch
und sind im Einklang mit dem großen Plan der Natur,
die sich in mir zeigt.
Ganz in Ruhe
und mit viel Gelassenheit und innerem Frieden
gebe ich meinen Hormonen die Möglichkeit,
so zu wirken,
dass der Weg zu meinem Wunschkind geebnet wird.
Ich vertraue den Kräften meines Körpers,
sich selbst zu regulieren und zu heilen.

Komm in meine Arme

In Liebe und Dankbarkeit
wünsche ich mir,
dass du den Weg zu mir findest,
deine Flügel spreizt und zu mir fliegst.
Wie gerne möchte ich deine Mutter sein.
Wie gerne möchte ich dich im Arm halten dürfen.
Wie gerne möchte ich dich erziehen.
Wie gerne möchte ich sehen, wie du groß wirst.
Wie gerne bin ich da für dich.
Du bist mein Wunschkind.
Das Kind meiner Träume und Sehnsüchte.
Das Kind meines Lebens.
Dankbar sende ich diesen Wunsch hinaus in alle Weiten,
um mich dann zu erfreuen,
wenn er in Erfüllung geht.
All diese Wunder werden in mir sein,
wenn du in mir bist.
Ich genieße es,
an dich zu denken,
mit dir zu spielen
und zu wissen,
dass es dich gibt,
irgendwo
in Gefilden,
die niemand kennt.
So rufe ich deine Seele zu mir.
Folge meinem Ruf
und komm bei mir an.
Folge deiner Bestimmung
und komm bei mir an.
Wir folgen alle unserer Bestimmung
weiterhin in Freude und Dankbarkeit.

Meditationsheilreisen zum Wunschkind

Mit diesen meditativen Gedankenreisen knüpfen Sie einen ersten Kontakt zu der kleinen Seele Ihres künftigen Kindes. Sie machen sich vertraut mit der sogenannten Seelenmelodie dieses kleinen Wesens und führen ein inneres Zwiegespräch während der Meditation. Auf diese Weise öffnet sich Ihr Herz und ebnet dem neuen Erdenbewohner den Weg in die irdische Sphäre.

Meditationsheilreisen zum Wunschkind wirken tröstend und sollen Ihnen wie ein Leuchtturm sein, der Sie auf Ihrem Weg begleitet. Sie folgen dem Licht der Liebe und Sehnsucht, bis sich Ihr Kinderwunsch erfüllt.

Meditation:
Mein Herzenskind, das in meinem Herzen wohnt

Mache es dir bequem und schließe die Augen. Atme einige Male tief ein und aus, bis du langsam zur Ruhe kommst und dich entspannst. Wandere mit deinen Gedanken in deinen Körper hinein und siehe, wie dein Herz wie eine wunderschöne rosarote Blüte ist. Diese liebliche Blüte öffnet sich allmählich. Blatt für Blatt entfaltet sie sich und lässt dich einen Blick auf dein Herzenskind erhaschen. Dieses Herzenskind wohnt in dieser Blüte. Es ist ein kleines Baby, das friedlich schlummert und ganz eingebettet in den duftenden Blüten liegt.

Ein sanfter, heilender Schimmer liegt über dem Baby. Du kannst es sehen, es mit Liebe in deinem Herzen anschauen und das Gefühl der friedlichen Stille dabei empfinden. Atme tief ein und aus und spüre, wie sich dabei auch dein Herz sanft bewegt. Dein Baby wird liebevoll von deinen Atemzügen geschaukelt. Du wiegst es auf und ab und es kuschelt sich ganz wunderbar geborgen in die Rosenblütenblätter deines Herzens. Dort liegt es sicher und beschützt. Betrachte es noch eine Weile voller Stolz und Freude. Dann lege ein Blütenblatt über seinen Körper und schlüpfe wieder zurück in deine Realität außerhalb deines Körpers.

Atme noch einige Male tief ein und aus. Rekle und streck dich und kehre zurück in deinen Alltag.

Meditation:

Reise zum Schutzengel deines Babys

Mache es dir bequem, schließe die Augen und atme einige Male tief ein und aus. Erlaube dir, ganz zur Ruhe zu kommen und in dir selbst Frieden und Stille zu finden, während du atmest und deinem Atemfluss nachspürst. Es ist nun Zeit, Kontakt zu dem Schutzengel deines Babys aufzunehmen. Schon siehst du, wie sich ein lieber Engel nähert, der genau so aussieht, wie du dir den Schutzengel deines Babys vorstellst. Begrüße den Engel und schau ihn dir eine Weile an. Setz dich dann zu ihm und übergebe ihm eine wichtige Botschaft für dein Baby. Diese Botschaft hast du auf ein schönes Blatt Papier geschrieben. Es sind liebende Worte, die dein Baby einladen, zu dir zu kommen. Spüre noch einmal in die Worte hinein, die du deinem Baby als Botschaft überbringen lässt. Formuliere diese Worte in der Stille in deinem Inneren. Lasse dir dazu die Zeit, die du benötigst, um die Worte in dir klar entstehen zu lassen. Sobald du die Botschaft weißt und auch noch einmal in deinen Gedanken aussprichst, übergibst

du sie dem Schutzengel deines Babys. Er kann sie nun deinem Baby überbringen. Im Gegenzug überreicht dir der Schutzengel auch eine wichtige Botschaft von deinem Baby, die nur für dich bestimmt ist. Voller Freude nimmst du die Botschaft entgegen, die er dir in einer Papierrolle überreicht. Du nimmst die Papierrolle entgegen und rollst sie auseinander. Schau nun direkt auf die Worte, die dort stehen. Ziehe eventuell deine Brille auf, falls du die Worte nicht richtig sehen kannst. Es kann auch sein, dass dein Baby dir keine Worte, sondern eine Zeichnung überbringen lässt. Schau dir die Papierrolle an und nimm die Botschaft in dir auf. Lasse sie in dir erklingen und danke dem Schutzengel dafür, dass er der Bote zwischen den Welten und zwischen dir und deinem Baby ist. Verabschiede dich nun von dem Schutzengel, denn er wird nun wieder zu deinem Baby fliegen und ihm deine Botschaft überbringen. Danke ihm und winke ihm hinterher, bis er aus deinem Blickfeld verschwunden ist.

Atme noch einige Male tief ein und aus, rekle und strecke dich und kehre wieder in deinen Alltag zurück.

Meditation:
Besuch bei deinem Wolkenkind

Mache es dir bequem, atme einige Male tief ein und aus und schließe deine Augen. Spüre deinem Atem hinterher und erlaube dir, zur Ruhe zu kommen. Tiefe Stille durchdringt dich und schenkt dir Gelassenheit und Frieden. In Gedanken reist du nun zu deinem Baby. Es sitzt auf einer Wolke und schaukelt dort voller Freude durch den blauen Himmel. Auf den Wolken ist es luftig und leicht, ganz friedlich und dennoch ganz freudig und vergnügt. Du kannst verstehen, warum es deinem Baby dort oben so gut gefällt, dass es gar nicht zu dir auf die Erde kommen möchte. Setze dich neben dein Baby und erzähle ihm, wie gerne du es bei dir empfangen möchtest und dass es herzlich willkommen ist. Berichte ihm von deinem Leben, erzähle ihm deine Lebensgeschichte und lass dir Zeit dabei. Sag ihm, wie sehr du dich danach sehnst, dass es endlich zu dir kommt, und dass du es in Liebe zu dir einlädst und gerne seine Mutter sein wirst. Nimm dir viel Zeit für dieses Gespräch und sieh einfach nur hin, wie dein Baby auf deine Erzählungen reagiert. Vielleicht hat es dir auch etwas zu sagen. Frage es direkt danach, wann es denn bereit ist für dich und für das Leben auf der Erde. Höre, was dein Baby dir zu sagen hat. Ihr seid ganz wunderbar geborgen auf der watteweichen Wolke, sodass nichts eure Ruhe und eure Zusammenkunft stören kann. Ihr könnt euch Zeit füreinander nehmen. Du weißt, dass es deinem Baby auf der Wolke gut geht und dass es nur eine Frage der Zeit ist, bis ihr euch auf der Erde begegnet. Sobald ihr euch ausgetauscht habt, nehmt ihr euch in die Arme und schenkt euch gegenseitig Liebe und Halt. Mit frohem Herzen kannst du dein Baby dann aber auch auf der Wolke zurücklassen, denn du weißt jetzt, dass ihr für immer miteinander verbunden seid. Du kannst jederzeit eine Wolkenreise zu deinem Kind unternehmen.

Verabschiede dich nun und kehre zurück in deine Wirklichkeit. Atme einige Male tief ein und aus, rekle und strecke dich und komm gut in deinem Alltag an.

Meditation:

Aurora – der Sonnenaufgang in meinem Leben

Mache es dir bequem und schließe die Augen. Atme einige Male tief ein und aus und spüre, wie langsam Ruhe, Stille und Frieden bei dir einkehren. Erlaube dir, ganz entspannt zu sein und deinem Atemfluss zu folgen. In Gedanken wanderst du dem Horizont entgegen. Du siehst, wie langsam die Sonne am Horizont aufgeht und ihre ersten Strahlen rotgolden über das Land schickt. Rotes Licht flutet die Weite des Landes und dringt auch in dich ein. Du wirst berührt von der intensiven Strahlung des Sonnenaufgangs. Von Sekunde zu Sekunde erlebst du, wie das Sonnenlicht stärker wird und die Sonne höher steigt. Und nun erkennst du, wie aus dem aufgehenden Licht der Sonne dein Baby am Horizont zu sehen ist. Du siehst dein Baby in der Ferne und weißt, dass es gesegnet ist durch die wunderbaren Strahlen der Sonne. Dein Baby steht dort im Sonnenlicht und ist hell erleuchtet. Voller Freude winkt ihr euch zu. Du spürst Vertrauen und Zuversicht in dir. Der Sonnenaufgang zeigt dir, dass dein Weg zu deinem Baby gut und richtig ist. Du gehst Schritt für Schritt weiter, während die Sonne sich über dem Land erhebt und dein Baby auf dich wartet. In deinem Herzen fühlst du ein freudiges Gefühl, denn du weißt, dass du dein Baby erreichen wirst. Schritt für Schritt gehst du dem Horizont entgegen. Dein Baby rückt immer näher in dein Blickfeld. Und endlich, endlich erreichst du es. Ihr umarmt euch und drückt euch fest aneinander, Herz an Herz. Es ist so weit! Ihr seid zusammen. Berührt euch wortlos und spürt in eure starke Verbundenheit hinein. Am Horizont im Sonnenaufgang könnt ihr euch jederzeit sehen und spüren. Ihr könnt euch in den Armen halten und wisst, dass ihr zusammengehört. Eines Tages wird das Baby mit dir mitkommen. Du wirst wissen, wann das der Fall sein wird. Bis dahin begegnet ihr euch am Horizont. Lasse nun dein Baby wieder los und lächle es an.

Es ist Zeit, wieder in deine Wirklichkeit zurückzukehren. Du atmest einige Male tief ein und aus, rekelst und streckst dich und tauchst wieder zurück in deinen Alltag im Hier und Jetzt.

Meditation:
Dein Baby im Bauch

Mache es dir bequem und schlie-ße die Augen. Atme einige Male tief ein und aus und erlaube dir, zur Ruhe zu kommen. Stille und Frieden kehren in dir ein. Du ent-spannst von Atemzug zu Atemzug immer mehr. Nun stelle dir vor, wie du dein Baby in deine Gebärmutter einlädst. Du hast deine Gebär-mutter wie eine Wohnung schön eingerichtet und wohnlich gemacht. Erwartungsvoll stehst du mitten in dieser kuscheligen und einladenden Wohnung und wartest, dass dein Baby an der Türe klingelt. Und schon geschieht es. Freudig öffnest du die Türe und lässt dein Baby eintreten. Mit liebendem Herzen nimmst du es in deiner Gebärmut-ter auf und zeigst ihm, wie schön und gemütlich du alles eingerich-tet hast. Zeige ihm die Teppiche am Boden und die Bilder an den Wänden, die hübschen Möbel und die wohlige Atmosphäre. Es ist so zauberhaft und himmlisch gemüt-lich, dass dein Baby ganz begeistert ist. Sag deinem Baby, dass dies nun sein Zuhause für neun Monate sein wird, wenn es sich entschließt zu bleiben. Sag ihm auch, wie sehr du dich freust, dass es zu dir kommen wird. Dein Baby kennt nun die Ge-bärmutter, und ihr vereinbart einen Zeitpunkt, an dem dein Baby bei dir einziehen wird. Höre genau hin, was dein Baby dir sagt, sodass du verstehen kannst, wann es so weit sein wird, denn dein Baby weiß, wann es zu dir kommen will und wann der richtige Zeitpunkt dafür sein wird. Bis dahin wird es wieder zurückkehren an seinen himmli-schen Platz. Deshalb verabschiedest du dich nun von deinem Kind.

Du weißt, dass dein Baby sich sehr wohlfühlen wird, wenn es end-gültig bei dir zu Hause sein wird. Umarme dein Baby und winke ihm hinterher. Bedanke dich, dass es in dir wohnen wird und dass du seine Mutter sein wirst.

Atme dann einige Male tief ein und aus. Kehre zurück in deine Wirk-lichkeit, indem du dich rekelst und streckst. Dann empfängt dich dein Alltag wieder.

Texte der Hoffnung und der Stärke

Die folgenden Texte dienen der Selbstreflexion. Sie schenken Ihnen kurze Momente, in denen Sie innehalten und sich wieder auf alles Wesentliche im Leben besinnen können, vor allem auch dann, wenn Ihnen im Alltag die Kraft fehlt, um den nächsten Schritt überblicken zu können. Manchmal kann Ihnen dann schon ein Wort den Impuls geben, dass Sie weiter an sich und Ihren Weg glauben und sich nicht aufgeben, sich nicht fallen lassen und dass Sie alle Zweifel überwinden. In Krisenzeiten benötigt man starke Worte der Kraft. Diese finden Sie hier. Lassen Sie sich von diesen Worten tragen.

Gebet:
Über die Stärke

Stark sein kannst du nicht nur in Gedanken, sondern in allem, was du denkst, fühlst und tust.
Dein Grundrecht im Leben ist die Stärke der Seele und des Geistes.
Auch wenn dein Körper zart ist und du Zerbrechlichkeit in dir fühlst, so gehört die Stärke fest zu dir.

Innere Stärke erwächst aus dem Vertrauen in deine Kräfte, aus der Selbstliebe und der Dankbarkeit für deine eigene Existenz, die so großartig und einzigartig ist.
Bist du stark, so bist du unverwundbar.
Du bist souverän und tolerant, denn stark sein heißt, dein Potenzial voll zur Entfaltung zu bringen, aus eigener Kraft.
Du wirst gestärkt sein, wann immer du es benötigst im Leben, denn du bist gehalten und geborgen.
Du bist in Sicherheit und wirst geliebt.
Du bist angenommen, wie du bist.

Gebet:
Über das Loslassen

Halte nicht fest an den Dingen, an den Menschen oder Vorstellungen und Visionen, die sich dir entziehen und deren Zeit entweder abgelaufen oder noch nicht gekommen ist.
Gehe selbst in Frieden deinen Weg und lasse all jene gehen, wo auch immer es sie hinführen mag.
Sei dankbar.
Lasse los, denn nichts ist für immer, was der Materie unterliegt.
Auch du und dein Leben unterliegen der Endlichkeit des Daseins.

179

Du wirst alles zu gegebener Zeit loslassen.
Sei gewiss, dass dir nichts und niemand jemals verloren geht und dass alles Sinn macht, auch wenn es im Augenblick sinnlos und grausam erscheint.
Loslassen heißt, die Verwandlung zuzulassen und bereit für einen neuen Weg zu sein.
Festhalten heißt, Angst zu haben. Erst wenn du loslässt, können Wunder geschehen.

Gebet:

Über die Hoffnung

Ohne Hoffnung verliert dein Leben seinen Sinn.
Nur die Hoffnung schenkt dir wieder Kraft, wenn das Leben seine Schwierigkeiten zeigt.
Mit neuer Kraft löse all deine Verzweiflung, deine Angst, deine Trauer, deine Hoffnungslosigkeit und schenke dir ein kleines Licht, das dir den Weg durch die Dunkelheit zeigt.
Nichts als Hoffnung lässt dich voranschreiten.
Nichts als Hoffnung gibt dir Ausdauer.
Nichts als Hoffnung schafft neuen Sinn, wenn alles zusammenbricht

und ein Aufbruch bevorsteht.
Sammle Hoffnungskraft und gehe weiter, Schritt für Schritt, was auch immer geschieht.
Hoffnung bewirkt das Wunder.

Gebet:

Über die Gelassenheit

Vertraue dem Leben und lasse dich in Zuversicht leiten, dass alles gut und richtig ist.
Gelassenheit führt dich sicher durch deine Tage, macht dich unverwundbar gegenüber Angriffen von außen und gegenüber deinen eigenen Zweifeln.
Folge deinem Herzen.
Fühle die Macht in dir, die sich nach und nach entfaltet, damit du dein Leben selbst bestimmen und du entscheiden kannst, was du als Nächstes tun möchtest.
Entschließe dich, mächtig und gelassen zu sein.
Du bist in Ordnung, wie du bist.
Bleibe ganz ruhig.
Vertraue dem Lauf der Dinge und deiner Bestimmung.
Verbinde dich mit Leib und Seele mit

*dir selbst
und spüre dann die neue Kraft in dir,
die sich ganz gelassen und ruhig in
dir öffnen kann.*

Gebet:
Über die Ausdauer

*Fühle die Stärke in dir,
in liebevoller Ausdauer
durchs Leben zu schreiten,
Schritt für Schritt dein Leben
anzunehmen
und durchzuhalten in
schweren Zeiten
und in schwachen Zeiten.
Dein inneres Leuchten
lässt die stetige Flamme der
Ausdauer für immer in dir brennen,
so habe Vertrauen
und wisse dich begleitet von guten
Mächten
und liebenden Menschen,
die stets an deiner Seite sind.
Wann immer dir die Ausdauer fehlt,
sind sie zur Stelle,
um dir Halt und Geborgenheit
zu schenken,
damit du durchhalten kannst,
was auch immer sich in
deinem Leben ereignet.*

Gebet:
Über die Dankbarkeit

*Erwache jeden Morgen mit
einem dankbaren Lächeln
auf den Lippen
und spüre die Dankbarkeit,
die du den ganzen Tag über lebst.
Dein Schlaf soll begleitet sein
von Dankbarkeit.
Voller Dank und Lob soll dein Leben
sein, denn du bist wunderbar und
einzigartig,
ein Kind des Lichts und der Liebe.
Wie schön ist es, dass es dich gibt!
Dein Herz wird weich und frei sein,
wenn du deinen Lebensweg in
Dankbarkeit gehst
und ebendiese an deine Mitmen-
schen großzügig verschenkst.
In all deinen traurigen Momenten
wird alle Last von dir abfallen,
wenn du dem Leben dankst für all
das, was dich erfüllt
und dich bereichert.
Sei dankbar für all die Gaben deines
Lebens und für deine Talente,
mit denen du die Welt mitgestaltest.
Unbeschwerter Dank soll dein Herz
erfüllen und dir Freude bereiten.*

Über die Tapferkeit

Habe den Mut, dein Leben in deine eigenen Hände zu nehmen und voranzuschreiten.
Lasse dich nicht bremsen und auch nicht hetzen, sondern folge tapfer deinem Herzen und der Sehnsucht deiner Seele.
All deine Lebensaufgaben warten auf dich.
Du wirst tapfer genug sein, sie in Angriff zu nehmen.
Du hast eine Botschaft in diesem Leben zu überbringen, für die du Mut brauchst, sie trotz aller Widrigkeiten in die Welt hinauszutragen.
Habe den Mut, den ersten Schritt zu tun und dann unbeirrt weiterzugehen.
Gehe deinen eigenen Weg, nicht den von anderen, und vertraue dabei deiner inneren Stimme, die dich richtig führen wird – dorthin, wo dein Herz dich hinträgt.
In all deinen Gedanken und Gefühlen, in all deinen Taten wird Tapferkeit sein.
Vertraue der Macht deiner Seele und deines Herzens, denn du bist stark.

Über die Vergebung

Eines der schwierigsten Aufgaben in deinem Leben ist die Vergebung, das Loslassen und Verzeihen.
Auch wenn du tief verletzt worden bist oder tiefe Schuldgefühle dich plagen:
Verzeihe dir selbst und verzeihe den anderen.
Verzeihe dem Leben und dem Schicksal.
Erst dann wird dein Herz frei und rein sein,
erst dann haben Schuld und Groll keine Macht mehr über dich.
Dann kannst du entspannen und frei werden,
kannst unbeschwert nach vorne sehen und die Zukunft gestalten.
Blicke nicht zurück, selbst wenn dort Ungesühntes liegt.
Was geschehen ist, ist geschehen.
Es lässt sich nicht korrigieren.
Aber es lässt sich loslassen.
Du wirst die Kraft dazu haben, diesen schwierigen Schritt zu tun, zu deinem eigenen Besten.
Übe Selbstliebe und praktiziere Vergebung, um selber heil zu sein.

Gebet:

Über Wunder

*Öffne dich den vielen kleinen
Wundern des Lebens
und des Tages.
Alles ist nämlich wunderbar
gemacht.
Auch du bist ein Kind der Wunder,
gemacht aus Licht und Liebe,
aus der Sehnsucht der Seele.
In wunderbarer Harmonie
bist du auf der Welt,
um zu lernen,
um zu leben,
um deinen Geist fröhlich
fließen zu lassen.
Erfreue deine Seele,
dich auszudrücken
und ein Kind der Freude zu sein,
voller Wunder
wenn du es so willst,
denn so geschehen diese Wunder
mit dir, durch dich und in dir.
Die ganze Welt ist ein Wunder.
Öffne dich dieser großartigen
Erfahrung.
Spüre das Glück, dass es dich gibt,
denn du bist das Wunder
dieser Welt.*

Gebet:

Über die Zielstrebigkeit

*Wisse, was du willst und
wo deine Ziele sind.
Erkenne und benenne Ziele,
wenn du unschlüssig bist,
denn sonst kann sich
nichts verändern
und du trittst auf der Stelle,
kommst nicht weiter.
Erinnere dich an deine Einmaligkeit,
denn du kannst es!
Du trägst die Entscheidungsfreude
in dir,
um dann zielstrebig voranzuschreiten,
der Sehnsucht deiner Seele folgend.
Lasse dich nicht abbringen vom Weg.
Stecke all deine Kraft und Leiden-
schaft in dein Vorhaben,
dein Herzblut,
deine Seelenliebe,
und all deine Ziele werden ihren Weg
finden,
wie es die Bestimmung dafür vorgesehen hat.
Bleibe dran, voller Mut und Tapferkeit.
Wisse, was du willst,
und dann folge den Wegen deines
Lebens.*

Gebet:

Über die Zufriedenheit

*Niemals bist du alleine
oder verlassen.
Du bist wunderbar geborgen
in deinem Leben.
Deshalb lasse deiner Dankbarkeit
Zufriedenheit folgen, auch wenn du
mitten in der Krise steckst –
dann erst recht!
Nun kannst du endlich zur Ruhe
kommen –
wenn du zufrieden bist mit dem,
was ist.
Du kannst dich an dem erfreuen,
was du schon erreicht hast,
also nehme das Leben so an, wie es
ist, und genieße dein Dasein
so gut du kannst.
Erfreue deine Seele an
der wunderbaren Welt.
Sei zufrieden mit dem kleinen
Glück des Alltags,
den unbemerkten Zuwendungen,
den kleinen Momenten der Freude,
der Liebe deines Herzens,
dem Geschenk der Zuneigung,
Liebe und Freundschaft.
Sei stolz auf alles, was du bist.
Sei stolz auf dein Dasein
und genieße es, zufrieden zu sein
und dich wohlzufühlen.*

Gebet:

**Gebet auf dem Weg
zum Wunschkind**

*Wir ehren die große Sehnsucht in
uns, ein Kind zu bekommen,
dich, du, unser Wunschkind!
Unseren Herzenswunsch nach dir,
liebstes Kind, tragen wir tief in uns.
Bitte erlaube uns, in Liebe und
verheißungsvoller Freude, auf dich,
geliebtes Kind, zu warten.
Mit Hoffnung und Zuversicht
machen wir uns auf den Weg zu dir,
dich zu zeugen, dich zu empfangen
und dich mit Stolz herzlich willkommen zu heißen.
Unsere Herzen und Seelen sind weit
geöffnet, um dir Freude zu bereiten –
wenn du dich entschließt, zu uns
zu kommen, uns durch dein Dasein
glücklich zu machen.
Wir bereiten unsere Körper in Liebe
und Dankbarkeit, damit wir dir ein
wohliges Zuhause schaffen können,
denn du bist die Sehnsucht unserer
Seele.
Du bist ein Teil der Erfüllung in unserem Leben, ein besonderes Glück,
eine besondere Vollkommenheit.
Wir sind dankbar, wenn du uns als
deine Eltern erwählst, so, wie wir
bereit sind für dich, geliebtes Kind.
Wir freuen uns auf dich.*

Wir freuen uns von ganzem Herzen.
Wir freuen uns und tragen die
Gewissheit in uns,
dass es einen Weg zu dir gibt
und wir dich bald schon
in den Armen halten werden.
Wir lieben dich jetzt schon.
Wir lieben dich
und wissen, dass unsere Liebe
dich ins Leben begleiten wird.

Affirmationen zum Durchhalten und zur Stärkung von Leib und Seele

Ich liebe meinen Körper.
Deshalb wird mein Körper
mir stets Freude bereiten.

Ich bin frei von vergangenen
Erfahrungen und lebe voller Liebe
in der Gegenwart.

Ich bin heil und vital.
Mein Körper ist bereit für ein Kind.

Liebevoll achte ich auf alle
Botschaften meines Körpers.

Ich folge der Sehnsucht meiner Seele.

Schritt für Schritt und voller
Hoffnung gehe ich meinem
Wunschkind entgegen.

Mein Wohlbefinden nimmt
von Tag zu Tag zu.

Meine Bestimmung erfüllt sich.

Ich lerne aus meinen Lebenserfahrungen und gehe weiter meinen Weg.

Ich bleibe ganz ruhig und gelassen
und vertraue meiner Bestimmung.

Wohlfühltipps, wenn seelische Abstürze drohen

- Welche Aktivität tut mir jetzt gut? Was bereitet mir ganz schnell Freude? Was verwöhnt jetzt meinen Körper? Was ist Balsam für meine Seele? Lenken Sie Ihre Aufmerksamkeit auf sich und hören Sie auf Ihren Körper.

- Was bringt mich zum Lachen? Was nimmt mir die Spitze des Schmerzes? Was macht mich munter und fröhlich? Sich mit lustigen Dingen zu umgeben, lindert Schmerzen. Ein Witzebuch in der Schublade, eine Komödie im Fernsehen anschauen, sich mit fröhlichen Menschen austauschen ist jetzt wichtig.

- Was für schöne Erinnerungen stehen mir zur Verfügung, die mir jetzt Kraft geben? Ein schöner Urlaub? Ein besonderes Erlebnis? Eine Auszeichnung im Leben? Ich denke an alles, auf das ich stolz bin oder das mich besonders berührt hat und mir Glücksgefühle schenkt.

- Was löst besondere Freude in mir aus, wenn ich daran denke? Ein duftendes Wannenbad oder mit Eiscreme auf dem Sofa sitzen? Oder ein Spaziergang im Rosengarten? Denken Sie einfach daran! Es fühlt sich dann so an, als ob Sie es direkt erleben würden.

- Wo finden Sie Ihre kleinen Freuden im Alltag? Wenn Sie morgens früh aufstehen und den Sonnenaufgang erleben? Wenn Sie einen Ausflug ins Grüne starten? Sich um Tiere kümmern? Finden Sie heraus, was Sie bewegt, und widmen Sie sich diesen schönen Dingen.

- Für wen kann ich da sein? Wen kann ich verwöhnen? Wem kann ich zur Seite stehen? Auch andere Menschen tragen Leid mit sich herum. Wer sich sozial engagiert, erntet Dank und fühlt sich befriedigt, eventuell sogar erfüllt. Er wird gebraucht und das Tun macht Sinn. Das eigene Leid verliert dann seine allzu schmerzhafte Bedeutung.

Alltagstipps
zum Wohlfühlen

- Den Arbeitsplatz und das eigene Heim verschönern
- Sich ein neues Outfit gönnen
- Eine ausgefallene Idee verwirklichen
- Liebevolle Briefe oder E-Mails schreiben
- Tagebuch schreiben, das mit positiven Gedanken gefüllt wird
- Andere Menschen anlächeln
- Andere Menschen mit einer liebevollen Kleinigkeit überraschen
- Mal etwas ganz Verrücktes machen, zum Beispiel auf einen Baum klettern, einen Fallschirmsprung wagen, einen Schneemann bauen, sich verkleiden
- Sich einen Kurzurlaub gönnen, der so ganz anders ist als alle Urlaube bisher
- Mit dem Rucksack unterwegs sein oder sich mal auf andere Weise raus aus der Komfortzone begeben
- Ein ausgefallenes Hobby beginnen

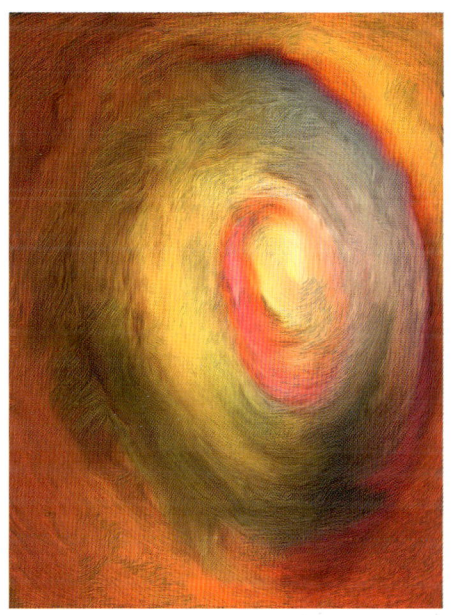

Anhang

Berichte von Patienten

Frau M. schreibt: Für unseren Nachwuchs mussten wir einen langen Weg gehen, der nicht immer einfach, aber alle Mühen wert war. Neben der medizinischen Betreuung merkten wir schnell, dass wir die Misserfolge und Enttäuschungen ebenfalls verarbeiten und neue Kraft für den nächsten Versuch tanken mussten. Sehr gut haben mir dabei Entspannungsübungen, Reiki und Yoga geholfen. Begonnen habe ich damit während des Wartens auf Nachwuchs, doch schnell wurden die Übungs- und Behandlungseinheiten zu meiner kleinen Erholungsinsel im Alltag.

Ich lernte wieder mehr auf meinen Körper zu hören und gönnte mir in regelmäßigen Abständen Zeit nur für mich. Auch über meine Schwangerschaft hinaus werde ich mir diesen Balsam für die Seele sicher ab und zu als Kurzurlaub gönnen und genießen.

Frau K. schreibt: Noch stecke ich mitten in einer Kinderwunschbehandlung. Ab und zu hilft mir Frau Gienger, nicht schlappzumachen oder aufzugeben, weil mich diese Ungewissheit, wann es endlich so weit sein wird, völlig fertigmacht.

Fast immer komme ich direkt nach der Arbeit zur Behandlung. Ich werde mit Tee und einem guten Duft empfangen und kann zur Ruhe kommen. Auch die Wärme tut mir gut, sowohl die seelische Wärme als auch, dass es so kuschelig warm ist. Dann schlafe ich fast ein bei einer Behandlung. Aber genau das tut mir gut.

Ich bin auch froh, dass ich mir alles von der Seele reden kann. Von unserem Kinderwunsch darf nämlich niemand wissen, und das stresst mich besonders.

Hinterher fahre ich direkt nach Hause und entspanne mich weiter auf dem Sofa.

Frau R. schreibt: Lange konnte ich mir unter einer Kinderwunschbegleitung nichts vorstellen. Ich dachte auch, dass ich so etwas nicht bräuchte, sondern alles mit mir selbst ausmachen kann. Das hat am Anfang auch noch ganz gut geklappt. Mein Mann und ich sind sehr euphorisch in den ersten Versuch gegangen, und es sah auch alles sehr gut aus.

Aber dann hat es nicht geklappt. Da ist für mich erst einmal eine Welt zusammengebrochen. Ich war völlig verzweifelt, obwohl ich wusste, dass es normal ist, wenn man mehrere Versuche braucht, um schwanger zu werden.

Wir hatten noch Eizellen eingefroren, und so starteten wir noch einen Versuch. Aber auch dieses Mal wurde nichts daraus. Dies war der Zeitpunkt, an dem ich merkte, dass ich alleine nicht mehr weiterkomme. Nur eine medizinische Behandlung war mir zu wenig. Ich wollte mit jemandem reden, der mich versteht und der wirklich auch Ahnung davon hat, was man durchmacht, wenn sich der Kinderwunsch nicht von alleine erfüllt. Beim Psychologen hatte ich immer das Gefühl, dass er eigentlich gegen künstliche

Befruchtungen ist. Irgendwie spürte ich, dass ich da nicht wirklich weiterkam.

So kam ich zu Frau Gienger. Ihre offene und herzliche Art taten mir gut. Ich hatte sofort das Gefühl, dass es mir da gut gehen würde. Und bei der Behandlung konnte ich richtig gut entspannen.

Fünf Mal war ich insgesamt bei Frau Gienger. Dann klappte es doch! In der Schwangerschaft gönnte ich mir aber auch noch ein paar Behandlungen, weil es einfach total schön ist, verwöhnt zu werden und abzuschalten.

Frau L. schreibt: Bei Frau Gienger kann ich endlich alles erzählen, was mir auf der Seele liegt. Das geht bei den Ärzten nicht. Die klären zwar auf, aber wirklich Zeit haben sie nicht. Wir haben sonst niemanden, mit dem wir reden können. Alles müssen wir verheimlichen. Meine Eltern wissen auch nichts. Die würden sich sonst sehr aufregen. Lästig ist, dass meine Schwiegermutter ständig nach Nachwuchs fragt. Wir wissen schon gar nicht mehr, was wir da erzählen sollen. Mich belastet das viel mehr als meinen Mann.

Der ist viel gelassener. Irgendwie kann er das ganze Thema gut mit sich selbst ausmachen. Ich hingegen gar nicht. Ich platze fast, weil ich alles verschweigen muss. Anfangs bin ich deshalb öfter zu Frau Gienger gegangen. Das Reden war mir fast wichtiger als die Behandlungen, die ja auch ganz arg guttun. Gut ist, dass bei Frau Gienger alles auf den Kinderwunsch abgestimmt ist, das Gespräch wie auch die Behandlungen. Da weiß man, dass man in guten Händen ist.

Frau H. schreibt: Drei Jahre hat es bei uns gedauert, bis es endlich geklappt hat. Ich war schon ganz verzweifelt, sehr nervös und angespannt. Im Beruf lief es auch nicht optimal. Lange habe ich mit Frau Gienger deshalb auch über mein berufliches Problem gesprochen. Sie hat mich darin bestärkt, mich durchzusetzen und für Klarheit am Arbeitsplatz zu sorgen. Bei den Behandlungen konnte ich so richtig abspannen. Endlich konnte ich mal alles hinter mir lassen. Ich habe auch das Gefühl, dass ich ohne diese Begleitung und die Behandlungen gar nicht schwanger geworden

wäre, zumindest erst viel später. Wir planen jetzt auch bald das zweite Kind, wofür wir wieder eine ICSI (Indikationen für Intrazytoplasmatische Spermieninjektion, vgl. S. 131) benötigen. Aber jetzt ist der ganze Druck weg. Ganz gelassen gehen wir es an und wir sind sicher, dass es wieder klappen wird.

In Deutschland erlaubte Verfahren der Reproduktionsmedizin

Homologe und heterologe Insemination

Die homologe Insemination wird angewandt, wenn der männliche Samen zu schwach ist, um den Schleim im Gebärmutterhals der Frau zu durchdringen oder wenn aufgrund vorangegangener Operationen am Gebärmutterhals gar kein Schleim vorhanden ist. Aufbereitete Samenzellen des Mannes werden zum Zeitpunkt des Eisprungs vom Frauenarzt in einem dünnen Katheter in die Gebärmutterhöhle eingebracht. Dieser Eingriff ist absolut schmerzfrei.

Die heterologe Insemination verläuft vom Verfahren her gleich, nur werden dabei die Spermien eines Samenspenders verwendet.

In-vitro-Fertilisation (IVF)

Im Labor werden Eizellen mit Samenzellen zusammengebracht. Danach werden ein bis maximal drei entstandene Embryonen in die Gebärmutter eingepflanzt.

Die Intrazytoplasmische Spermieninjektion (ICSI)

Ein einzelnes Spermium wird mithilfe einer Injektionsnadel direkt in eine entnommene Eizelle eingespritzt. Nach einer erfolgreichen Befruchtung wird wie bei der IVF weiterverfahren.

Was im Ausland darüber hinaus erlaubt ist

- Die Auswahl des am besten entwickelten Embryos, der dann in die Gebärmutter eingepflanzt wird, um die Schwangerschaftsrate zu erhöhen.
- Eizellspende: Die Eizelle ist von einer anderen Frau und wird mit dem Samen des Mannes befruchtet.

- Samenspende für nicht verheiratete Paare und gleichgeschlechtliche Paare.
- Das ICSI-Verfahren, gekoppelt mit einer Samenspende.
- Leihmutterschaft: Eine andere Frau trägt das Baby aus, das genetisch dem Auftraggeberpaar gehört.
- Leihmutterschaft gekoppelt mit Samenspende oder Eizellspende oder beidem.
- Präimplantationsdiagnostik (PID): Die Embryonen werden im Achtzellstadium vor dem Einsetzen in die Gebärmutter auf Erbkrankheiten untersucht.
- Embryonenspende: Überzählige Embryonen, die kryokonserviert worden sind und nicht mehr benötigt werden, dürfen in einigen Ländern gespendet werden.

Nachwort und Dank

Trost, Anteilnahme und Zuwendung kann ein Buch nur über all die Worte transportieren, die Sie jetzt gelesen haben. Dennoch bin ich vom Herzen her und mit meinen wohlwollenden Gedanken immer bei Ihnen!

Dieses Gefühl soll Ihnen den Rücken stärken. Wo auch immer Sie sind und welches Ihre ganz persönliche Geschichte ist, ich freue mich, dass ich Sie begleiten und Ihnen heilsame Impulse für Ihren Weg zum Wunschkind schenken konnte.

Ich danke meinem geliebten Ehemann Wilhelm. Gemeinsam hoffen wir, dass wir noch vielen Wunschkindern den Weg ins Leben ebnen werden! Auch meinen Kindern und Stiefkindern danke ich. Wie schön, dass es euch gibt! Ich bin sehr dankbar, dass ihr auf der Welt seid!

Manchmal tut es gut, sich alles von der Seele zu schreiben. Wenn Sie sich dazu berufen fühlen, dann tun Sie es. Meine Mailadresse lautet: zora@gienger.de

Und über Babyfotos freue ich mich immer!

Weitere Informationen zu mir und meiner Arbeit sehen Sie unter
www.zora-gienger.de,
www.praxis-gienger.de.
Die Website der Frauenarztpraxis meines Mannes lautet: www.dr-gienger.de

Alles Liebe wünscht Ihnen von Herzen

Ihre Zora Gienger

Impressum

© 2013 by Irisiana Verlag, einem Unternehmen der Verlagsgruppe Random House GmbH, 81673 München

Alle Rechte vorbehalten. Vollständige oder auszugsweise Reproduktion, gleich welcher Form (Fotokopie, Mikrofilm, elektronische Datenverarbeitung oder andere Verfahren), Vervielfältigung und Weitergabe von Vervielfältigungen nur mit schriftlicher Genehmigung des Verlags.

Projektleitung
Andrei-Sorin Teusianu

Satz & Illustrationen
Christian Martin Weiss, Fürstenfeldbruck

Bildredaktion
Annette Mayer

Umschlaggestaltung
Geviert – Büro für Kommunikationsdesign, München, unter Verwendung einer Illustration von Jean-Pierre Meroz

Druck und Bindung
Alcione, Lavis
Printed in Italy

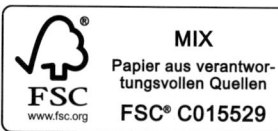

Das für dieses Buch verwendete FSC®-zertifizierte Papier *LuxoArt samt* liefert Papyrus, Deutschland.

ISBN: 978-3-424-15209-8

817 2635 4453 6271

DER SANFTE WEG ZUR EMPFÄNGNIS

ISBN 978-3-517-08634-7

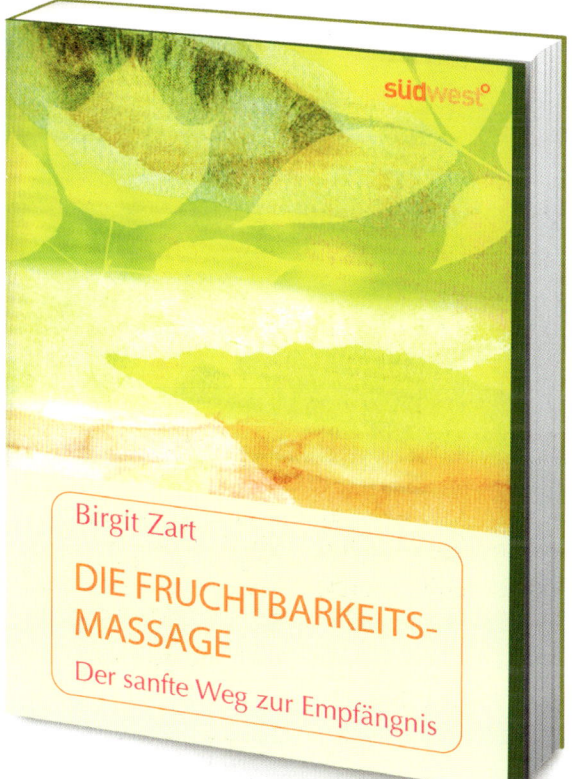

Birgit Zart schildert anschaulich ihre etablierte Methode der Fruchtbarkeits-massage. Die spezielle Methode ist leicht zu Hause anwendbar. Sie führt zu ganzheitlichem Wohlbefinden, fördert das weibliche Selbstbewusstsein und hilft dem Körper, seine Selbstheilungskräfte zu aktivieren. Die Massage reguliert den Hormonhaushalt, stärkt die Fortpflanzungsorgane und kann so auf sanfte Weise den Weg zur Empfängnis ebnen.

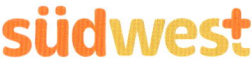

Leseproben unter www.suedwest-verlag.de